ro
ro
ro

Petra Lukaschs Erfolgsrezept für ein glückliches, schlankes Leben ohne Diät und Jo-Jo-Effekt besticht durch seine Einfachheit: Sie verwendet keine exotischen Zutaten und ausgefallenen Rezeptvorschläge. Stattdessen zeigt die hessische Bäckersfrau, wie man leckere Gerichte – von Jägerschnitzel bis Hühnerfrikassee – ganz einfach fettarm zubereitet. Um dauerhaft abzunehmen, muss man nicht weniger essen, sondern einfach nur bewusster. Und Petra Lukasch weiß, wovon sie spricht: Sie selbst hat 20 Kilo abgespeckt und hält ihr Wunschgewicht heute problemlos. Mit ihrer natürlichen, fröhlichen Art macht sie Leserinnen Mut und unterstützt sie im Kampf um die Pfunde.

Petra Lukasch betreibt gemeinsam mit ihrem Mann eine Bäckerei mit Café im mittelhessischen Grünberg. Durch konsequente Ernährungsumstellung nahm sie 20 Kilo ab. Auch ihrem Mann, ihrer Tochter und mehreren Mitarbeiterinnen gelang durch ihren Ansporn die ersehnte Gewichtsreduktion.

PETRA LUKASCH

Leichter durchs Leben

Ohne Diät für immer schlank

Erfolgsrezepte einer Bäckersfrau

ROWOHLT TASCHENBUCH VERLAG

Meiner langjährigen und loyalen Freundin Birgit Schmidt möchte ich hier meinen besonderen Dank aussprechen. Sie begeisterte mich, dieses Buch als Hilfe für andere zu schreiben, und hat mit ihrem Herzblut, ihrer ganzen Kraft, Unerschrockenheit und mit Liebe zum Detail diese Idee mitgetragen.
Darüber hinaus ließ sie ihr persönliches Merkmal in den Kapiteln «Änderung der Essgewohnheiten» und «Bewegung und Sport» einfließen. Ohne ihre maßgebliche Beteiligung wäre dieses Buch nie entstanden.

Veröffentlicht im Rowohlt Taschenbuch Verlag,
Reinbek bei Hamburg, Januar 2008

Umschlaggestaltung ZERO Werbeagentur, München
(Foto: Jens Ladwig)
Buchgestaltung und Graphik S. 68 Anja Sicka
Satz aus der Thesis PostScript, InDesign, bei
Pinkuin Satz und Datentechnik, Berlin
Druck und Bindung Clausen & Bosse, Leck
Printed in Germany
ISBN 978 3 499 62324 0

Inhalt

Vorwort

Schon wieder ein Erfolgsbuch für das richtige Abnehmen ...

Wir haben doch schon eines. Statistiken zeigen, dass rund 30 Prozent der Frauen zwischen einer und acht Diäten hinter sich haben, und knapp 5 Prozent geben an, eigentlich immer Diät zu halten. Aber in nur einem von 200 Fällen ist die Gewichtsabnahme – sofern es überhaupt zu einer kommt – von Dauer.

Endlich mal ein Buch nicht von «Fachleuten» für «Betroffene», sondern von «Betroffenen» für «Betroffene» gemacht. Hier redet eine Praktikerin, die die Rezepte im wahrsten Sinne des Wortes am eigenen Leib erprobt und Erfolg gehabt hat, lang dauernden Erfolg! Herzlichen Glückwunsch.

Liest man dieses Buch, so merkt man, dass die Autorin Spaß gehabt hat, es zu schreiben, man wird es mit Begeisterung lesen und mit Begeisterung die Rezepte ausprobieren. Seit über 25 Jahren beschäftigen wir uns mit der Aufgabe, übergewichtige und dicke Kinder und Jugendliche zu einer Änderung ihres Essverhaltens, zu einer Änderung der Nahrungszusammensetzung und zu einer Änderung ihrer sportlichen Tätigkeit zu bringen. Wenn daraus dieses Buch entsteht, waren die Mühen nicht vergebens. In diesem Sinne viel Erfolg!

Dr. med. Hanspeter Goldschmidt
Chefarzt der Spessart-Klinik Bad Orb
Facharzt für Kinderheilkunde
Kardiologie – Sozialmedizin
Physikalische und Rehabilitative Medizin

Einleitung

Mit Hilfe dieses Buches wird Ihnen der Start in ein völlig neues Leben gelingen: Nie wieder Diät! Nie wieder Jo-Jo-Effekt!

Mit *Leichter durchs Leben®* lernen Sie, den Fettgehalt in Ihren Nahrungsmitteln zu erkennen und zu bewerten. Bei unter 30 Gramm Fettverzehr am Tag wird eine Gewichtsabnahme von 0,8 bis 1,2 Kilogramm pro Woche möglich. Sie werden gesund abnehmen und gut gelaunt und leistungsfähig bleiben. Die ersten 8 Kilo purzeln leicht und schnell. Dann stellt sich der Körper um. Sie verlieren weiterhin an Gewicht, ca. 500 bis 800 Gramm pro Woche. Haben Sie Ihr Wunschgewicht erreicht, erhöhen Sie Ihren täglichen Fettkonsum auf 60 bis 70 Gramm Fett pro Tag. Sie verdoppeln die zu verzehrende Menge Fett und halten Ihr Gewicht damit problemlos.

Sie müssen keine Angst mehr haben, wieder zuzunehmen. Essen Sie alles, worauf Sie Lust haben. Sie dürfen nun auch Ausschweifungen, z.B. Einladungen zu Menüs mit mehreren Gängen, zulassen. Es wird schwierig sein, in solchen Situationen den Fettanteil genau zu bestimmen. Deswegen genießen Sie Ihre Einladung. Essen Sie in den nächsten Tagen wie gewohnt unter 30 Gramm Fett. Damit gleichen Sie die Sünde aus. So einfach ist das.

Es gibt sicherlich eine Menge Kritiker, die bemängeln, dass sie in den Auswahlmenüs Fertigprodukte vorfinden. Doch nicht jeder hat die persönliche Überzeugung, Muße, Zeit und den Willen, ausschließlich naturbelassene Lebensmittel zu verwenden. Es lässt sich nicht leugnen, dass das sehr zeitintensiv ist. Und wer hat heute schon Zeit?

Die Zeit und unsere Ernährungsgewohnheiten haben sich geändert. Nicht nur in Restaurants, Imbissen, Kantinen, sondern auch in der Küche daheim werden aus Zeit- und Geschmacksgründen Hilfsmittel verwendet. Ein Großteil der Bevölkerung benutzt diese. Aus diesem Grund habe auch ich Menüvorschläge erarbeitet, in denen Fertigprodukte vorkommen. Gerade die Genialität dieser Hilfsmittel vereinfacht am Anfang der Gewichtsreduzierung das Bewerten, da auf fast jedem Produkt der Fettanteil angegeben ist.

In diesem Buch finden Sie eine umfassende, schnelle, einfache, rationelle und sehr schmackhafte Küche. Auch absolute Naturköstler und Fertigprodukt-Gegner kommen nicht zu kurz. Sie finden im Fettkompass Nahrungsmittel aus dem Ökoladen oder aus dem Reformhaus. Jeder kann ganz einfach die Menüvorschläge nach seiner Lebensart und seinen Vorstellungen abändern.

Es begegnen Ihnen in diesem Buch keine exotischen Zutaten und ausgefallenen Menüs, um Ihr Gewicht zu reduzieren. Hier wird die heimische Küche mit Ihnen bekannten Lebensmitteln verwendet. So leicht, wie Sie Ihre Nahrung zubereiten, so leicht nehmen Sie auch ab.

Viel Erfolg! Und beginnen Sie jetzt!

Der Test: Haben Sie das richtige Buch gekauft?

Um sicherzugehen, dass Sie das richtige Buch gekauft haben, beantworten Sie die nachfolgenden Fragen mit Ja oder Nein und werten Sie die Antworten danach selbst aus.

1. Haben Sie die Nase gestrichen voll von Diäten und der bekannten Begleiterscheinung, dem Jo-Jo-Effekt der Gewichtszunahme?

   ○ **Ja** ○ **Nein**

2. Quält Sie der Hunger während Ihrer Diäten bis zum Umfallen?

   ○ **Ja** ○ **Nein**

3. Können Sie Ihre «Fressattacken», die sich abwechseln mit Heißhungeranfällen, nicht mehr steuern?

   ○ **Ja** ○ **Nein**

4. Quälen Sie Schuldgefühle, nachdem Sie zu viel gegessen haben?

   ○ **Ja** ○ **Nein**

5. Entbehren Sie während Ihrer Diäten den Essgenuss und dadurch auch Lebensqualität?

   ○ **Ja** ○ **Nein**

7. Fühlen Sie sich beobachtet, wenn Sie mit anderen essen?
   ○ **Ja** ○ **Nein**

8. Würden Ihr Selbstbewusstsein und Ihr Selbstwertgefühl durch die gewünschte Gewichtsabnahme steigen?
   ○ **Ja** ○ **Nein**

9. Würden Sie sich gerne mal wieder figurbetonte Bekleidung von der Stange kaufen?
   ○ **Ja** ○ **Nein**

10. Würde sich eine Gewichtsabnahme auf Ihr allgemeines Wohlbefinden und dadurch auch auf den häuslichen Frieden auswirken?
    ○ **Ja** ○ **Nein**

11. Haben Sie sofort nach Erreichen Ihres Zielgewichtes wieder angefangen, «normal» zu essen?
    ○ **Ja** ○ **Nein**

12. Trinken Sie weniger als zwei Liter Flüssigkeit (ohne Kaffee) am Tag?
    ○ **Ja** ○ **Nein**

13. Essen Sie täglich mindestens vier bis fünf Mahlzeiten?
    ○ **Ja** ○ **Nein**

14. Essen Sie die übrig gebliebenen Reste auf den Tellern Ihrer Familienmitglieder auf?
    ○ **Ja** ○ **Nein**

15. Überlegen Sie sich im voraus heimliche Fressorgien?

○ Ja ○ Nein

16. Gehören Diäten und Kalorienzählen zu Ihrem ständigen Gesprächsstoff?

○ Ja ○ Nein

17. Möchten Sie ohne Diät Ihr Gewicht reduzieren und auf Dauer schlank bleiben?

○ Ja ○ Nein

18. Haben Sie Angst, sich auf die Waage zu stellen?

○ Ja ○ Nein

19. Fühlen Sie sich wegen Ihres Gewichtes gehemmt, und trauen Sie sich deswegen nicht, manche Aktivitäten auszuüben?

○ Ja ○ Nein

20. Denken Sie manchmal, ach dies oder jenes mache ich erst dann, wenn ich abgenommen habe?

○ Ja ○ Nein

21. Essen Sie auch, wenn Sie nicht hungrig sind?

○ Ja ○ Nein

22. Ist Ihnen häufig nicht bewusst, was oder wie viel Sie essen?

○ Ja ○ Nein

Auswertung

SIE HABEN MEHR ALS ZEHN FRAGEN MIT JA BEANTWORTET

Gratulation! Sie haben das richtige Buch gekauft! Dieses Buch begleitet Sie sicher durch Ihren Alltag und unterstützt Sie Tag für Tag, den richtigen Weg bei Ihrer Ernährungsumstellung zu finden. So werden Sie langsam, aber zuverlässig und dauerhaft Ihr Gewicht reduzieren bis hin zu Ihrem realistischen Wunschgewicht.

SIE HABEN MEHR ALS ZEHN FRAGEN MIT NEIN BEANTWORTET

Wir empfehlen Ihnen, diesen Ratgeber an einen lieben übergewichtigen Menschen weiterzugeben!

Unsere Story

Bis vor gar nicht allzu langer Zeit waren wir noch eine ganz normale Familie. Mein Mann und ich betreiben eine Bäckerei mit einem Café im mittelhessischen Grünberg und sind sehr hart arbeitende Menschen. Manche netten Zungen behaupten, wir seien Workaholics, die sich mit reichlichem Genuss guten Essens für ihre harte Arbeit belohnten. In der Tat hatten wir niemals ein schlechtes Gewissen, hemmungslos zu schlemmen. Man gönnt sich ja sonst nichts. Wer hart arbeitet, muss doch auch gut essen.

Wir bekamen beim Treppensteigen kaum noch Luft. Unsere Schnaufgeräusche waren eine Art Musik für uns.

Möchten Sie wirklich wissen, wie wir damals aussahen? Ich: 46 Jahre, Körpergröße 1,63 m, 78 kg. Meine Vorliebe: üppiges Essen.

Mein Mann: 46 Jahre, Körpergröße 1,83 m, 95 kg. Zu seinen besonderen Vorlieben zählten Cola und alle süßen Leckereien.

Unsere älteste Tochter: 25 Jahre, Körpergröße 1,63 m. Mit 54 kg bildete sie die Ausnahme in unserer Familie.

Unser Nesthäkchen: 13 Jahre, Körpergröße 1,52 m, 74 kg. Zu ihren Lieblingsbetätigungen zählten fernsehen, mit dem Gameboy spielen, Cola trinken und Chips essen.

Ob Sie es glauben oder nicht, zu diesem Zeitpunkt hatte ich mich als übergewichtig, wie ich es nun einmal war, akzeptiert. Nach vielen Jahren endloser Diäten ohne nachhaltige Wirkung war ich am Ende meiner physischen und psychischen Kraft. Ich hatte wirklich *alles* ausprobiert.

Um nur einige Versuche zu nennen: Wiegegruppe, Abführmittel, Brühefasten, Obstfasten, einseitige Diäten, Akupunktur. Radikale Null-Diäten wechselten sich mit Heißhungerattacken ab. Ohne Erfolg. Dann gab ich auf.

Ich sagte mir: «Gut, ich bin so, wie ich bin.» Und dann konnte ich endlich so viel essen, wie ich wollte. Kein schlechtes Gewissen plagte mich mehr, obwohl ich meinem Spiegelbild aus dem Weg ging.

Mit dem Übergewicht meines Mannes und meinem eigenen konnte ich leben. Wir hatten ja uns. Doch das Übergewicht unseres Nesthäkchens schmerzte mich tief in meinem Innern. Wirklich konkrete Hilfe bot ich ihr aber nicht an. Meine «Unterstützung» bestand lediglich darin, sie ständig an die Nahrungsmittel zu erinnern, die sich *nicht* essen sollte, die sich aber immer noch in großer Anzahl in unseren Schränken befanden.

Nichts hatte sich verändert. Es würde wahrscheinlich heute noch so weiterlaufen, wenn nicht an einem heißen Julitag die Wende gekommen wäre. Meine pubertäre Tochter, die ihre propere Leibesfülle geschickt vor ihrer Mutter verbarg und alles abschloss, wo ich ihrer Nacktheit begegnen könnte, machte einen fatalen Fehler: Sie schloss die Badezimmertür nicht ab. Es war Zufall. Ich hatte nicht vor, sie zu überrumpeln, denn ich nahm ihre Scham sehr ernst. Ich dachte mir überhaupt nichts dabei, ins Badezimmer zu gehen, denn die Tür war offen.

Können Sie sich den Schreck vorstellen, der mir beim Anblick meines nackten Kindes, das gerade aus der Dusche stieg, in alle Glieder fuhr? Was musste ich sehen? Welche Körperstelle starrte ich wie gebannt an? Es waren die Innenseiten ihrer Oberschenkel – sie waren wund.

Es trieb mir die Tränen in die Augen. In Sekundenschnelle erinnerte ich mich an die endlosen Sommer, die ich im gleichen Zustand verbracht hatte. Augenblicklich schmerzte es auch mich an den Beinen und sogar unter den Armen. Und Gedanken an meine fadenscheinigen Besuche der örtlichen Apotheke kamen hoch.

Was hatte ich nicht alles vorgebracht, um irgendeine Salbe angeblich für meine wunden Füße zu bekommen. Wie peinlich, als die Apothekerin darauf drängte, sie sich anzuschauen. Ich bekam dann keine Salbe für meine wunden Oberschenkel, sondern eine Schrundensalbe für meine Hornhaut an den Füßen. Auch meine längst verstorbene Großmutter musste für meine Ausreden herhalten, als ich eine Betaisodona-Salbe verlangte. Um nichts in der Welt hätte ich in der Apotheke mein wirkliches, schmerzhaftes Problem offenbart oder gar einen Arzt aufgesucht.

Und nun befand sich meine Tochter in dieser Situation. Wie sollte es weitergehen? Ein bildhübsches, intelligentes Kind, und trotzdem würde sie durch ihre Leibesfülle immer ein Außenseiter sein. Schlagartig wurde mir klar, dass wir für unser Problem professionelle Hilfe suchen müssten.

Das klappte auch. Unser Hausarzt, Herr Dr. med. Dirk Klein aus Grünberg, diagnostizierte Adipositas (Fettsucht, Fettleibigkeit – krankhafte Vermehrung bzw. Bildung von Fettgewebe). Er vermittelte unsere Tochter in die Spessart-Klinik in Bad Orb.

Dort werden übergewichtige Kinder und Jugendliche behandelt. Rund 1000 Kinder und Jugendliche zwischen acht und zwanzig Jahren behandelt die Klinik jedes Jahr. Im Jahre 2000 wurde dort vom Kalorienzählen Abschied genommen. Unter der Leitung des Chefarztes, Herrn Dr. med. Hanspeter Goldschmidt, wird mit einem neuartigen Therapiekonzept gearbeitet: Es geht nicht darum, schnellstmöglich viele Pfunde abzunehmen, sondern es zählt der Langzeiterfolg. Die Patienten werden nicht auf Diät gesetzt. Sie werden angeleitet, ihre Lebensweise umzustellen. In ihrem vier- bis sechswöchigen Aufenthalt lernen sie vor allem, weniger Fett zu essen. Die jungen Patienten haben die Wahl zwischen einem Croissant oder zwanzig Brötchen. Ihnen wird beigebracht, Tiramisu mit fettarmem Joghurt herzustellen und für Lasagne Tatar zu verwenden anstatt fetten Hackfleischs.

Kurz vor Kurende wurden alle Eltern eingeladen, an einer Informationsveranstaltung zum Thema «Adipositas» teilzunehmen. Mein Mann und ich hörten sehr aufmerksam zu. Wir wollten zu Hause unsere Tochter mit voller Kraft darin unterstützen, noch mehr abzunehmen. Dieses Therapiekonzept steckte zwar noch in den Kinderschuhen, doch erhielten wir nach der Kur eine Fetttabelle mit der Aufzählung verschiedener Lebensmittel und deren Fettanteilen sowie das *Kochbuch aus der Spessart-Klinik Bad Orb* mit Zubereitungsvorschlägen fettarmer Gerichte.

Durch diese Kur schafften wir endlich eine Veränderung!

Ann-Justine nahm während der vierwöchigen Kur 5,5 Kilo ab. Sie war so gefestigt und motiviert, dass sie zu Hause weitere 10 Kilo abnehmen wollte und sollte. Und damit fing alles an.

Der Erfolg unserer Tochter während ihres Aufenthaltes in der Spessart-Klinik bestärkte uns, unser Gewicht «in den Griff zu bekommen». Ich bin ein Mensch, der dazu neigt, einfache, einleuchtende Dinge zu tun, und es fiel mir nicht schwer, das Gelernte in die Praxis umzusetzen.

Ann-Justine konnte bis dahin einen großen Erfolg verzeichnen. Doch zu Hause, entlassen aus der Ganztagsbetreuung, kämpfte sie stark mit unberechenbaren Emotionen. Diese Gefühle lösten ein ständiges Abweichen von dem Gelernten aus.

Die erfolgreiche und dauerhafte Gewichtsreduzierung setzt Zeit voraus. Ann-Justine resignierte. Sie war einfach zu ungeduldig. Sie aß aus Frust ohne Überlegung und schaffte ihr «Endziel» nicht. Ganz im Gegenteil. Es blieb nicht aus, dass sie anfangs sogar wieder 3 Kilo zunahm.

Ich war nicht ganz unschuldig an dieser Situation. Ich erkannte, dass ich mein Kind bei kleinen Ausschweifungen durch meine Kontrollen und Nörgeleien dorthin geführt hatte. Ich musste lernen loszulassen. Ich hörte auf, sie zu kontrollieren. Stattdessen bauten wir ein Vertrauensverhältnis auf.

Ann-Justine verlor die Angst, kritisiert zu werden. Sie erzählte mir von allen Mahlzeiten außerhalb des Hauses, sodass ich dann die dazu passenden, evtl. ausgleichenden Gerichte zubereiten konnte. Ich lernte, mein Nesthäkchen nicht ständig an ihr Übergewicht zu erinnern, sondern sie zu loben und sie zu bestärken, den in der Klinik gelernten Weg fortzuführen. Das Verbieten von Essen stand nicht mehr im Vordergrund, sondern das richtige Essen. Und Ann-Justine sah den Erfolg. Die Waage ging nicht mehr hoch, sondern runter. Heute hat sie Spaß und Freude am Essen, und ihr Selbstbewusstsein steigt von Tag zu Tag.

Eltern von Adipositaskindern und -jugendlichen wissen um die Notwendigkeit der Gewichtsreduzierung, weil sie oft selbst darunter leiden. Es geht nicht nur um das Übergewicht, sondern auch um die psychische Belastung. Sowohl Eltern als auch Kinder sind ständigen Schwankungen zwischen Gefühlen und Vernunft ausgesetzt. Sie befinden sich in einer Zwickmühle zwischen Nachgeben, Aufgeben und Weitermachen. Die professionelle Hilfe der Spessart-Klinik in Bad Orb war für uns in dieser Situation unbedingt der richtige Rettungsanker.

Liebe Leserinnen und Leser, liebe Eltern: Glauben Sie nicht, dass Sie oder Ihre Kinder ein Leben lang «Fettpunkte zählen» müssen. Die gelernte Umstellung Ihrer Essgewohnheiten geht schnell in Fleisch und Blut über, ohne dass Sie dann darüber nachdenken.

Wir schafften es, unsere Ernährung umzustellen. Ohne Hungerqualen und Diätmenüs, die einem den Magen umdrehen und die regelrecht den Appetit auf gutes Essen fördern, haben wir lachend mit wohlschmeckender Ernährung die Pfunde purzeln lassen. Wir waren nie miesepeterig oder schlecht gelaunt.

Unser Nesthäkchen schaffte es. Sie erreichte ihr Zielgewicht von 58,5 Kilo und hält es bis heute. Sie ist jetzt hoch motiviert, noch weitere 3 Kilo abzuspecken.

Mein Mann wiegt jetzt 88 Kilo. Ich wiege mittlerweile 58,5 Kilo.

Wir beide haben unser Wunschgewicht erreicht und halten dieses problemlos.

Mit jedem verlorenen Pfund erwachte neuer Lebensgeist in mir. Mit jedem Fettring, der verschwand, änderte sich meine innere Einstellung grundlegend. Ich habe äußerlich meine eigene Schönheit gefunden. Es ging mit dieser sichtbaren Veränderung sogar so weit, dass mich die Leute auf der Straße angesprochen haben, wie gut ich aussehe. Es waren sogar Gerüchte im Umlauf, dass ich einen Liebhaber hätte. Ich verrate Ihnen ein Geheimnis: Ich habe zwar keinen Liebhaber, doch ich fing endlich an, mich selbst zu lieben.

Vorsicht, Ansteckungsgefahr!

Sollten Sie einmal per Zufall in unserem Schlosscafé einkehren, können Sie beobachten, dass hier leichtgewichtiges Personal arbeitet. Allerdings sah das vor zwei Jahren noch ganz anderes aus. Die Mitarbeiterinnen und Mitarbeiter hatten überwiegend üppige Körperproportionen. Und die Chefin spielte hier eine Schlüsselrolle. Was heißt das?

Unser Motto war: «Mit 10 Kilo wäre ich ja schon zufrieden.» Ich war eigentlich immer «auf Diät». Für das Jammern und die ständig wechselnden Hungerkuren mit dem kurzweiligen Abnehmerfolg ihrer Chefin hatten die Mitarbeiterinnen nur noch ein Grinsen übrig. Sie hatten sich an das stille Wissen um den Misserfolg gewöhnt. Regelmäßig konnten sie in der Vergangenheit beobachten, dass mein verlorenes Gewicht nach der Gewaltdiät wieder rapide anstieg.

So lief es bei mir jahrelang, bis zu dem Tag der Informationsveranstaltung zum Thema Adipositas in der Spessart-Klinik in Bad Orb. Danach probierte ich ohne große Ankündigung das fettreduzierte Essen aus. Ich verlor Kilo um Kilo. Mein Gewicht wurde stetig weniger. Die Überraschung der Mitarbeiter war groß. Sie wurden neugierig und stellten viele Fragen. Erst machten sich drei meiner Mitarbeiterinnen auf den Erfolgsweg. Die erste verlor 25 Kilo, die zweite 20 Kilo und die dritte 10. Dies löste eine Kettenreaktion bei den Mitarbeiterinnen aus, die der Ernährungsumstellung am Anfang total skeptisch gegenüberstanden. Aus Neugierde begannen sie ebenfalls, ihre Ernährung auf fettreduzierte Kost umzustellen, und verloren 14 und 12 Kilo. Der größte Erfolg einer Mitarbeiterin war der Verlust von 30 Kilo.

Fazit

Unser gemeinsamer Abnehmerfolg sowie der unserer Mitarbeiterinnen und Mitarbeiter und die Reaktion unserer Freunde, Bekannten und Kunden inspirierten mich, diese Erfahrungen in einem Buch zu veröffentlichen. Ich möchte damit andere Menschen im Kampf um ihr Gewicht unterstützen.

Nette Anekdötchen

Wie viele Selbstlügen, Entsagungen, innere Wutausbrüche, Selbstanklagen habe ich in vielen Jahren erlebt! Selbstgestrickte Isolation und Auf-der-Hut-sein-Müssen waren meine täglichen Begleiter.

Entdecken Sie etwas von sich selbst bei meiner kleinen Rückblende. Hier erzähle ich Ihnen ein paar nette Anekdötchen aus meinem Leben, natürlich aus der Sicht einer Frau. Ich bin eben eine Frau. Sicher finden sich meine Leserinnen manchmal oder sogar in jeder Geschichte wieder. Und meine Leser besitzen garantiert genug Phantasie, die Quintessenz auf sich zu beziehen. Auf geht's!

Einfühlsame Familienmitglieder und Freunde

Mit meiner Freundin Renate schlenderte ich durch die Stadt. Automatisch visierte ich nur dicke Menschen an und hoffte, nicht so auszusehen. Eine übergewichtige Dame kam an uns vorbei. Sofort signalisierte mir mein Hinterkopf: «Ist die fett, so fett bin ich niemals!» Ich konnte mir aber trotzdem nicht verkneifen, meine Freundin zu fragen: «Schau mal Renate, bin ich genauso dick?» Meine Freundin antwortete sehr rücksichtsvoll und schmeichelhaft: «Ein bisschen abnehmen musst du schon noch.»

Sie sagte mir nicht, du bist genauso dick oder du bist schlanker als die Dame. Denn jeder Übergewichtige ist sehr empfindlich, was solche Aussagen betrifft.

Haben Sie auch einfühlsame Familienmitglieder und Freunde?

Feste und Einladungen

Grillfeste und hauseigene Geburtstage sind wunderbare Begegnungsstätten für Übergewichtige. Sie als Gastgeber haben viel zu tun mit der Bewirtung der Gäste. Sie können hier leger, d.h. in Leggings und Schlabberbluse hin und her sausen. Sie geben ja schließlich keine Dinnerparty. Kommen Sie selbst endlich zum Sitzen, weisen Sie demonstrativ den Fettfleck auf der Kleidung vor und machen so Ihre Schlabberklamotten salonfähig.

Aber wehe, es steht wirklich eine wichtige Einladung außer Haus an. Ich schwitzte schon beim Lesen der Karte. Wir waren bei einem wichtigen Geschäftspartner zum runden Geburtstag eingeladen. Das bedeutete Dinnerparty. Schön aussehen müssen. Ausgerechnet jetzt, da ich wieder 5 Kilo zugenommen hatte. Das letzte edle Kleid (in Größe 46) von der Weihnachtsparty passte nicht mehr so gut. Ich sah darin aus wie ein Ringel Fleischwurst. Ich musste, diese Grenze hatte ich mir gesetzt, ein Kleidungsstück in Größe 46 finden. Größe 48 kam für mich auf gar keinen Fall infrage. Es sollte schick sein und besonders modisch, vor allem aber sollte es mich schlank wirken lassen. Ich raste in die nächste Boutique, denn in meinem Kopf sah ich schon all die schlanken, gut gekleideten und attraktiven Frauen auf dem Fest lustwandeln. Neben diesen wollte ich nicht wie eine fette, unattraktive Nudel wirken. Trotz Taxierung der Verkäuferin meiner Leibesfülle behauptete ich natürlich, Größe 48 wäre mir viel zu groß. Ich bestand mit Nachdruck auf 46. Da die Verkäuferin nicht die Absicht hatte, sich mit mir herumzustreiten, schleppte sie eine Stunde lang sämtliche Modelle in 46 an. Dies fand in einer engen Kabine statt, in der ich kaum Luft bekam. Sie kennen das. Ich konnte mich kaum um die eigene Achse drehen. Beim An- und Auskleiden der engen Modelle schwitzte ich mich fast zu Tode. Mein Puls raste, mein Kopf drohte zu platzen. Mein Magen verursachte mir

Übelkeit aufgrund der engen Korsage, in die ich mich gezwängt hatte, um schlanker zu wirken. Nach vier Boutiquen und immer dem gleichen Spiel gab ich auf und beschloss, wie schon des Öfteren, «krank» zu sein. Mit schwarzer Hose und legerem weitem Oberteil wollte ich wirklich nicht zum Fest erscheinen.

Gott sei Dank bekam ich meine übliche Migräne! Wie ich doch diese Krankheit liebte. Bereits im Bett, mein Mann war noch beim Umziehen, packte mich eine unglaubliche Gier zu essen. Ich konnte es kaum erwarten, bis mein Mann endlich das Haus verließ. So war ich voller Frust und Selbstmitleid und fraß mich den Kühlschrank rauf und runter, und als Höhepunkte mussten noch zwei Tafeln Schokolade herhalten. Danach schwor ich mir wie immer, heute war es das letzte Mal, ab morgen nehme ich ab ... ha, ha.

Wie viele schwarze Hosen und weite Oberteile besitzen Sie?

Waagen, Selbstbetrug und andere Wahrheiten

Eine meiner Vorsorgeuntersuchungen beim Arzt stand an. Ich ging gut gelaunt dahin, denn ich kannte ja alles, was bei dieser Untersuchung üblich ist. Und tatsächlich, es wurde Blutdruck gemessen, ich gab Urin ab, Blut wurde mir entnommen. Doch dann traf mich der Schlag: Ich sollte gewogen werden. Monatelang war ich der Waage aus dem Weg gegangen, um dem Frust zu entgehen, mein tatsächliches Gewicht zu wissen, und jetzt sollte ich mich dieser grausamen Wahrheit stellen? Nein! Blitzschnell antwortete ich der Assistentin, dass ich mich heute Morgen erst gewogen hätte und dass dies nicht nötig sei. Die eifrige Dame bestand aber darauf, es selbst zu sehen, da es zum Untersuchungsergebnis zählte. Mir war das total egal, ich wollte mein Gewicht nicht wissen. Mir fiel ein, welche Ausrede ich gebrauchen konnte. Ich erzählte ihr, dass ich seit Monaten in orthopädischer Behandlung sei und es nicht schaffte, mir die Schuhe aufzubinden. Da sagte sie doch frohen Mutes: «Das macht nichts. Dann wiege ich Sie eben mit Schuhen, die paar Gramm ziehe ich ab.» Welche Gramm? Es handelte sich um mindestens ein bis zwei Kilo. Ich musste plötzlich dringend und verschwand auf der Toilette. Erst versuchte ich noch 1 Kilo abzupressen, aber meine Gedanken, die Angst vor der Wahrheit, purzelten durcheinander. Ich musste in den sauren Apfel beißen. Aber auch hier fand ich List und Tücke. Ich beschwor sie, mir mein Gewicht nicht zu sagen. Ich wollte es einfach nicht wissen. Es klappte. Sie verriet mir mein Gewicht nicht. Leider hatte die Assistentin keine Absprache mit dem behandelnden Arzt getroffen. Gnadenlos schmetterte er mir meine Kilos entgegen und fragte: «Wäre es nicht besser, wenn Sie abnehmen würden?» Diese Schande ...

Wie oft weichen Sie der Wahrheit über Ihr tatsächliches Gewicht aus?

Die schönste Sache der Welt

In den frühen Morgenstunden merkte ich, dass mein Mann sehr zärtlich wurde. Auch ich sehnte mich nach seinen Berührungen. Aber was machte ich? Licht schien herein, und ich tat alles, um mich aus den zärtlichen Ränkespielen zu entwinden. O Gott, was könnte denn mein Liebster von mir denken, wenn er mich nackt sieht, wabbelnd mit allen Fettröllchen, in meiner ganzen Oberschenkelpracht? Die Angst packte mich, ihn zu verlieren. Sämtliche Models schossen mir durch den Kopf. Diesem Vergleich könnte ich nicht standhalten. O Gott, was schämte ich mich vor meinem Angetrauten. Leise vor mich hin murmelnd, konnte mein Liebster von mir vernehmen, wie müde ich noch sei. Und

schon trat er den Rückzug an wie so viele Male. Erst am Abend, unter der Decke in der sicheren Dunkelheit, fragte ich ihn: «Bin ich dir nicht zu dick?» Hurra, mein Liebster antwortete mir, dass er an mir jedes Fettpölsterchen liebe, und so konnte ich ihm endlich beweisen, wie sehr ich mich auch nach Nähe sehnte.
Wann haben Sie das letzte Mal beim Sex das Licht angelassen? Wann haben Sie sich das letzte Mal schöne Dessous gekauft? Wann waren Sie das letzte Mal unbedarft nackt? Träumen Sie nur von solchem Tun? Wie sieht Ihre Realität aus? Wie oft fragen Sie Ihren Partner: «Bin ich zu dick?» Wird er nicht jedes Mal antworten: «Du bist nicht zu dick, Du kannst so bleiben»? Können Sie sich vorstellen, er würde die Wahrheit sagen? Würden Sie ihm nicht die Augen auskratzen? Wie kann ich jemandem gefallen, wenn ich selbst unzufrieden bin?

Reisen

Früher fuhr ich gerne ans Meer. Wie liebte ich die Sonne! Wie gerne mochte ich es, wenn das Wasser meinen Körper umspülte. Reisezeit, Freudenzeit. Jetzt wollte ich auf gar keinen Fall als fette Wanze am Strand entlanggehen. Also antwortete ich meinem Schatz auf die Frage, wohin wir fahren wollten, dass mich die Berge total faszinierten und dass ich die starke Sonneneinstrahlung am Meer nicht mehr vertragen könne. Es wäre doch so schön, in den Bergen zu wandern. Für mich dachte ich: Bevor ich die Hüllen am Meer fallen ließe, quälte ich mich lieber die Berge hinauf.

Kaum waren wir da, dachte ich, mein letztes Stündlein hätte geschlagen. Ich wälzte mich den Berg hinauf, schwitzte und keuchte. Nach vier Tagen war ich so schlapp, dass ich Unwohlsein vortäuschte, um den Wanderqualen zu entgehen. Trotzdem hatte ich ein bisschen Spaß in meinem wohlverdienten Urlaub. Ich bestellte die Speisekarten rauf und runter. Ich nahm mir wie immer vor, nach diesem Urlaub abzunehmen. Ich würde hier meine allerletzte Schlemmerlust befriedigen ... ha, ha.

«Lieben» Sie auch die Berge? Welche Ausreden gegen das Meer haben Sie? Ist Ihnen in den Bergen auch «unwohl»? Was machen Sie, wenn Sie das Unwohlsein packt, und Sie haben noch viele Tage von Ihrem wohlverdienten Urlaub vor sich? Werden Sie immer wieder in die Berge fahren wollen, da Sie Angst haben, Ihr Partner könnte am Strand wahren Schönheiten begegnen?

Schluss mit den alten Gewohnheiten!
Sagen Sie Ihrem Übergewicht jetzt den Kampf an!

Setzen Sie sich Ziele. *Denn nur wer ein Ziel hat, der kommt an!* ***Vorsicht:*** *Stecken Sie sich Ihre Ziele nicht zu hoch. Wenn Sie 10 Kilo abnehmen möchten, setzen Sie sich erst mal 5 Kilo als Ziel.*

Werden Sie endlich wach! *Tun Sie etwas für sich, verändern Sie Ihr Äußeres. Belohnen Sie sich nach dem ersten Abnehmerfolg z.B. mit einem Friseurtermin. Sagen Sie Ihrem Friseur nicht, Sie hätten abgenommen und wollten noch mehr abnehmen. Sagen Sie ihm nur, Sie wollten Ihren Typ verändern. Lassen Sie ihn machen. Es soll eine Veränderung sein, die für Sie und Ihre Mitmenschen sichtbar ist. Menschen, die Sie lieben, spüren, wie ausgeglichen und zufrieden Sie werden, weil Sie sich endlich bejahen!*

Beginnen Sie sofort, Fett einzusparen, und Sie werden sehen, es klappt.

Jo-Jo-Effekt: Was ist das überhaupt?

Ständig neue Diäten führen dazu, anfangs etwas abzunehmen und, sobald die Diät beendet ist, schnell wieder zuzunehmen. Wissenschaftler fanden einen treffenden Ausdruck dafür: Jo-Jo-Effekt. Ein Jo-Jo springt auf und nieder. Ihr Gewicht geht rauf und runter.

Die Erklärung ist denkbar einfach: Unser Körper reagiert ganz logisch. Wird er auf Diät gesetzt, schaltet er den Energieverbrauch auf Sparflamme. Der Energieverbrauch sinkt nach geraumer Zeit auf bis zu zwanzig Prozent und weniger. Häufige Schlankheitskuren führen zur Senkung des Grundumsatzes. (Der Grundumsatz ist der Energieverbrauch, den der Körper bei absoluter Ruhe und minimaler Wärmeproduktion verbraucht.) Die Verbrennung der Lebensmittel wird somit automatisch reduziert. Ihr Körper greift auf seine eigenen Reserven zurück und leert seine Fettzellen. Sie verlieren Wasser und bauen Muskelmasse ab. Sie verlieren Gewicht. Wenn aber nach der Diät wieder «Normalkost» angesagt ist, beeilt sich Ihr Körper, seine leeren Depots mit überflüssiger Energie aufzufüllen. Vorsichtshalber legt er zusätzlich neue Fettdepots an, um für die nächsten schlechten Zeiten noch besser gerüstet zu sein. Ihr Körper signalisiert Ihnen Hunger. Sie nehmen übermäßig Nahrung zu sich, und die Fettdepots werden alle schnell wieder aufgefüllt. Sie nehmen erst ab, dann zu, dann ab und wieder zu.

Experten fanden heraus, dass Ihr Körper noch acht Wochen nach der Diät auf reduzierten Energieverbrauch programmiert ist. Er verbraucht weniger Energie als *vor* der Diät!

Dieser Jo-Jo-Effekt bringt die Stoffwechsel- und Gewichtsregulation empfindlich durcheinander. Ihre Gesundheit kann durch starke Gewichtsschwankungen erheblich geschädigt werden.

Raus aus dem Teufelskreis!
Nie wieder Diät! Nie wieder Jo-Jo-Effekt!

Der richtige langfristige Weg, Ihr Gewicht erfolgreich zu reduzieren und dies zu halten, ist eine Ernährungsumstellung mit Bewegung. Und genau das lernen Sie in diesem Buch. Die nächsten Kapitel zeigen Ihnen den Weg.

Sie machen hier **keine Diät**, sondern eine Ihrem Alltag angepasste Ernährungsumstellung.

So erreichen Sie Ihr Wunschgewicht und halten es dauerhaft:

- ***Überwachung des Fettkonsums***
- ***Änderung der Essgewohnheiten***
- ***Trinken: täglich mindestens 2 Liter Flüssigkeitsaufnahme***
- ***Gewichtskontrolle muss sein***
- ***Bewegung und Sport***

Überwachung des Fettkonsums

Nährstoffe

Unser Körper holt sich seine Energie aus der Nahrung. Diese Nahrung setzt sich zusammen aus verschiedenen Nährstoffen. Wir unterscheiden:

EIWEISS

Der Körper verwendet es, um daraus wichtige Baustoffe wie Haut, Haare und Muskeln herzustellen. Daher ist Eiweiß eigentlich viel zu wichtig für den Körper, um es einfach als Energie zu «verbrennen». Er benutzt es effektiver, um sich ständig zu erneuern und Muskeln aufzubauen. Das ist der Grund, warum wir immer genügend eiweißhaltige Lebensmittel (Milch, Milchprodukte, Eier, Bohnen, Sojaprodukte, mageres Fleisch und Fisch) essen sollten. Erhält unser Körper nicht genügend Eiweiß durch die Nahrung, muss er sein eigenes Eiweiß, z.B. aus den Muskeln, abbauen.

KOHLEHYDRATE

Kohlehydrate sind der Supertreibstoff für den Körper. Das Gehirn braucht Kohlehydrate als Energiequelle. Kohlehydrate kommen als Stärke in pflanzlichen Lebensmitteln und als Zucker in Honig und Süßigkeiten vor. Bei jeder Bewegung werden sie verbraucht und helfen dabei, überschüssiges Fett zu verbrennen.

FETT

Fett kommt in fettreichen pflanzlichen und tierischen Lebensmitteln wie Nüssen, Ölen, Butter, Margarine, Wurst, Fleisch, Fisch und Sahne vor. Der Körper benötigt es, um sich vor der Kälte und die Organe vor Druck und Stößen zu schützen. Außerdem kann es als Speicher von Energie in Hungerzeiten dienen. Der Mensch kann unbegrenzt viel Fett speichern.

Warum konzentrieren wir uns auf Fett?

Fett ist grundsätzlich gar nicht so schlecht wie sein Ruf. Diesen schlechten Ruf hat das Fett, weil wir in der Regel zwei Fehler machen:

1. Wir essen **zu viel** davon.
2. Wir essen das **falsche** Fett.

Obwohl Fett als Dickmacher verpönt ist, erfüllt es lebenswichtige Funktionen. So ist es unentbehrlich als Träger fettlöslicher Vitamine.

Doch Fett ist ein Nährstoff mit **zu viel** Energie. Es wird erst dann gefährlich, wenn wir nicht genügend davon verbrennen. Denn unser Körper lagert das überschüssige Fett ganz schnell in den Fettzellen seiner Mülldeponien: an der Hüfte und dem Bauch, in den Gefäßen und dem Gehirn. Folglich werden wir dick, träge, trübsinnig und krank. Übergewicht kann viele Folgeerkrankungen auslösen: Diabetes mellitus (Zuckerkrankheit), Bluthochdruck, Blutgefäßerkrankungen, Erkrankungen des Bewegungsapparates, Gicht, Fettleber, Gallensteine, hormonelle Störungen. Aber auch Störungen des Selbstwertgefühls, psychosoziale Ausgrenzung, Störung der Persönlichkeitsentwicklung,

Störung der Emotionen und des Sozialverhaltens, psychische Erkrankungen und Schlafstörungen.

Kalorien sind die Einheit für die Energie des Essens auf unserem Teller. Und diese setzt sich aus Eiweiß, Kohlehydraten und Fett zusammen. Kalorienzählen ist also nicht der Weg zum Abnehmen. Viel wichtiger ist es, dass Sie sich klarmachen, in welchen Lebensmitteln das Fett steckt – und wie viel davon.

Übergewicht entsteht also, wenn dem Körper ständig mehr Nährstoffe zugeführt werden, als er verbraucht. Das geschieht in erster Linie durch einen zu hohen Fettkonsum.

Der Energiegehalt der Nahrungsmittel an Nährstoffen, die wir täglich zu uns nehmen, beträgt:

Eiweiß	1g	=	4,2 kcal
Kohlehydrate	1g	=	4,2 kcal
Fett	**1g**	**=**	**9,3 kcal**
Alkohol	1g	=	7,0 kcal

Daraus können Sie entnehmen, dass die Fetteinschränkung aufgrund des hohen Kaloriengehaltes/Energiegehaltes das Wichtigste bei der Gewichtsabnahme ist. Fett ist der größte Energielieferant. Ein Gramm Fett liefert mehr als doppelt so viel Energie wie die gleiche Menge Eiweiß oder Kohlehydrate.

Der Durchschnittsbürger nimmt täglich 100 bis 150 g Fett oder noch mehr zu sich. Wird die tägliche Fettaufnahme während der Abnehmphase auf unter 30 Gramm Fett am Tag reduziert, sparen Sie bis zu 120 Gramm Fett pro Tag. Das bedeutet 1116 Kilokalorien (kcal). Verstehen Sie nun, warum Sie keine Kalorien mehr zählen müssen?

Zur Verdeutlichung gebe ich Ihnen folgendes Beispiel:

1g Fett	=	9,3	kcal
30g Fett	=	279,0	kcal
70g Fett	=	651,0	kcal
150g Fett	=	1395,0	kcal

Sie arbeiten nur noch mit Fettpunkten. Das ist einfacher und effektiver:

1g Fett = 1 Fettpunkt

In der Abnehmphase nehmen Sie täglich unter 30 Fettpunkte zu sich. Später, in der Haltephase, erhöhen Sie auf 60 bis 70 Fettpunkte pro Tag.

Der **Fettkompass** erleichtert Ihnen den fettreduzierten Einkauf und die tägliche Bewertung Ihrer Fettpunkte. Sie finden ihn am Ende des Buches, ab Seite 149. Er wird Ihr ständiger Begleiter bei Ihren Einkäufen sein.

Nehmen Sie sich dafür ausreichend Zeit. Sie gewöhnen sich schnell daran, Fette in Nahrungsmitteln zu bewerten.

Der Fettpunkte-Wochenplan hilft Ihnen, den Überblick zu bewahren. Sie finden ihn ebenfalls am Ende des Buches, ab Seite 183. Bei jeder Mahlzeit tragen Sie sofort die verzehrten Fettpunkte ein. Das hat den speziellen Vorteil, dass Sie sich selbst nicht «beschummeln».

Der gesundheitliche Aspekt bei «falschem» Fett

TRIGLYCERIDE

Triglyceride bestehen aus drei Fettsäuren und Glycerin. Sie sind Energielieferanten und Baustoffe und speichern überschüssige Energie im Fettgewebe. Kohlehydrate, die nicht verbrannt werden, baut der Körper in Triglyceride um und speichert sie im Fettgewebe ab. So erhöht sich der Fettspiegel durch Süßigkeiten, Pizza usw., und Sie werden dick.

CHOLESTERIN

Zu hohe Blutfettwerte werden in der Umgangssprache als zu viel Cholesterin im Blut bezeichnet. Es gibt «böses» Cholesterin (LDL = Low Density Lipoprotein mit wenig Eiweiß) und «gutes» Cholesterin (HDL = High Density Lipoprotein mit viel Eiweiß). Aber was das bedeutet, wissen nur die wenigsten.

Cholesterin ist eine fettähnliche Substanz. Wir nehmen es mit der Nahrung auf, und es wird in Eigenproduktion im Körper selbst hergestellt. Gibt es zu viel LDL, kann es von den Zellen nicht mehr aufgenommen werden. Das überschüssige LDL-Cholesterin lagert sich in den Gefäßwänden ab und engt die Blutgefäße immer mehr ein. Das führt zu Arteriosklerose. Man bezeichnet es daher auch als «böses» oder «schlechtes» Cholesterin.

Nun kann es passieren, dass die Gefäßinnenhaut einreißt. Durch Blutgerinnsel versucht unser Körper, die Risse abzudichten. Wenn diese Blutgerinnsel jedoch akut die Blutgefäße verschließen, kann die Folge ein Schlaganfall oder Herzinfarkt sein.

Das HDL-Cholesterin macht das genau umgekehrt. Es transportiert Cholesterin aus den Zellen und den Gefäßen zurück zur Leber. Dort wird es um- oder abgebaut bzw. ausgeschieden. Damit wird ein Überschuss an Cholesterin in den Zellen und Gefäßen verhindert. HDL stellt einen Schutzfaktor gegen Arteriosklerose dar. Daher auch die Bezeichnung: «gutes» Cholesterin.

Cholesterin dient als Baustein für die Zellmembranen. Wir brauchen es für die Bildung von Gallensäuren. Der Dünndarm könnte das Fett ohne diese nicht verdauen. Wir benötigen es für die Hormonproduktion der Nebennierenrinde und die Bildung von Vitamin D.

Rund 25 Prozent Cholesterin nehmen wir über die Nahrung zu uns. Die restlichen 75 Prozent bildet der Körper selbst. Besteht eine Fettstoffwechselstörung, dann sinken die Blutwerte auch nicht in den Normbereich, wenn wir kein Cholesterin mehr zu uns nehmen.

Die Bestandteile der Blutfette sind entscheidend und können in unterschiedlichem Maße auffällig sein:

- erhöhter Cholesterinspiegel
- erhöhter Triglyceridspiegel
- erhöhter Cholesterin- und Triglyceridspiegel

Welche Blutwerte sind Grenzwerte?

Cholesterin:	unter 200 mg/dl
Triglyceride:	unter 200 mg/dl
HDL:	über 40 mg/dl
LDL:	unter 190 mg/dl

Als Faustregel gilt das Verhältnis von LDL zu HDL:
Dieser Wert sollte idealerweise unter 2,5 liegen.
(LDL-Wert : HDL-Wert = unter 2,5).

Negative Beeinflussung der Blutfette

- Alkohol
- genetisch bedingte geringe Widerstandskraft
- hoher Blutdruck
- Rauchen
- Stress
- zu fette Nahrung

Positive Beeinflussung der Blutfette

- Senken Sie das Cholesterin!
- Ernähren Sie sich richtig: Mit einer ausgewogenen Ernährung können Sie das Verhältnis gutes/schlechtes Cholesterin positiv beeinflussen.

OBST UND GEMÜSE
haben einen entscheidenden Einfluss auf fast alle Steuerungsvorgänge unseres Körpers. Die sekundären Pflanzenstoffe beeinflussen die meisten Steuerungsvorgänge in unserem Körper. Optimal ist es daher, fünfmal am Tag Obst und Gemüse zu essen.

OMEGA-3-FETTSÄUREN
sind besondere, mehrfach ungesättigte Fettsäuren. Sie verhindern unter anderem die Bildung von Blutgerinnseln. Seefische (Makrele, Hering, Lachs und Thunfisch) sind dafür sehr gute Lieferanten.

EINFACH UNGESÄTTIGTE FETTSÄUREN

Fettsäuren schützen auch vor Herz-Kreislauf-Erkrankungen. Empfehlenswert sind Olivenöl und Rapsöl. Lesen Sie bitte die nächsten Seiten aufmerksam. Dort erfahren Sie mehr über die Wichtigkeit von Fettsäuren.

- *Bewegen Sie sich mehr*: Schauen Sie sich das Kapitel «Bewegung und Sport» ab Seite 73 an. Empfehlenswert ist ein optimales Ausdauertraining.
- *Managen Sie Ihren Stress:* Bleiben Sie gelassen. Sie allein entscheiden, wie Sie sich Ihre Zeit einteilen. Für Ihre normalen Blutwerte leisten Sie durch optimales Stressmanagement einen wichtigen Beitrag.
- *Privatleben:* Führen Sie ein ausgeglichenes Privatleben. Das persönliche Umfeld ist ganz entscheidend für die Gesundheit.

Fett: Mehr als nur Energiequelle – unterschiedliche Fette

SICHTBARE FETTE

Pflanzliche: Pflanzenöl, Margarine, Kokosfett

Tierische: Butter, Schmalz, Butterschmalz, Speck, Rindertalg

VERSTECKTE FETTE

Pflanzliche: in Nüssen, Avocados, Samen, Pralinen, Schokolade

Tierische: in Eiern, Fisch, Fleisch, Käse, Sahne, Wurst (Teewurst, Leberwurst)

Vorsicht bei verarbeiteten Produkten, z.B. Croissants oder Marmorkuchen.

FEST ODER FLÜSSIG

Es gibt hierfür eine Faustregel: Je fester ein Fett bei Raumtemperatur ist, desto mehr gesättigte Fettsäuren stecken darin. Je flüssiger ein Fett bei Zimmertemperatur ist, desto mehr ungesättigte Fettsäuren enthält es.

Wichtig für das Kochen: Je flüssiger ein Fett ist, desto weniger lässt es sich erhitzen. Achten Sie beim Kochen darauf. Es wird ungesund, wenn Öl in der Pfanne qualmt.

GESÄTTIGTE FETTE

Je mehr gesättigtes Fett enthalten ist, desto fester ist es. Dominant sind bei tierischen Fetten gesättigte Fette. Gesättigte Fettsäuren sind z.B. Butter, Kokosfett, Schmalz.

UNGESÄTTIGTE FETTE

Bei den pflanzlichen Fetten gibt es überwiegend ungesättigte Fette. Ungesättigte Fettsäuren sind ernährungsphysiologisch wertvoller. Von besonderem gesundheitlichen Wert ist hier die Linolsäure. Sie ist essenziell, das bedeutet: lebensnotwendig, unentbehrlich. Essenzielle Fettsäuren können im Körper nicht gebildet, sondern müssen mit der Nahrung aufgenommen werden. Linolsäure ist ein wichtiger Baustein für die Zellwände.

Reich an Linolsäure sind naturbelassene kaltgepresste Pflanzenöle. Hier wird unterschieden zwischen einfach ungesättigten Fettsäuren und mehrfach ungesättigten Fettsäuren.

EINFACH UNGESÄTTIGTE FETTSÄUREN

Alle Pflanzenfette enthalten mindestens 10 Prozent einfach ungesättigte Fettsäuren. Der Anteil an einfach ungesättigten Fettsäuren ist in Oliven- und Rapsöl mit über 60 Prozent besonders hoch.

Der Klassiker in der Mittelmeerküche ist Olivenöl. Olivenöl ist ein Allrounder. Es eignet sich sehr gut zum Braten und schmeckt im Salat ausgezeichnet.

Tauschen Sie gesättigte Fette durch einfach ungesättigte aus, führt dies zur Senkung des Gesamt- und LDL-Cholesterins.

MEHRFACH UNGESÄTTIGTE FETTSÄUREN

Heute sind sich die Ernährungswissenschaftler einig: Mehrfach ungesättigte Fettsäuren gelten als besonders gesund. Ideale Quellen sind: Distelöl, Leinöl, Maiskeimöl, Sesamöl, Sonnenblumenöl, Walnussöl, Weizenkeimöl. Nüsse und Samen sind ebenfalls reich an mehrfach ungesättigten Fettsäuren.

Zum Dünsten empfiehlt sich Sonnenblumen- oder Distelöl.
Tauschen Sie gesättigte Fette gegen mehrfach ungesättigte Fette aus, wird dadurch das LDL-Cholesterin gesenkt.

OMEGA-3-FETTSÄUREN – DIE KRÖNUNG DER FETTSÄUREN

Die Omega-3-Fettsäuren sind unter den mehrfach ungesättigten Fettsäuren besonders hervorzuheben. Sie kommen im Fisch vor, der daher als besonders gesund gilt. Er sollte mindestens zweimal pro Woche auf dem Menüplan stehen.

Der erhöhte Verzehr von Omega-3-Fettsäuren kann das Risiko, an koronarer Herzschädigung zu erkranken oder zu sterben, senken. Die Serumtriglyceride und die Aggregationsneigung (Aggregation = Vereinigung von Molekülen zu Molekülverbindungen) der Thrombozyten können verringert werden und vor Herzrhythmusstörungen schützen (Quelle: *Herzgesund leben*).

Sie mögen keinen Fisch? Absolut empfehlenswert ist, Omega-3-Fettsäuren in Kapselform einzunehmen.

Wissenswertes über Fette und Öle

Bei der Qualität der Öle gibt es große Unterschiede. Neben dem Ausgangsprodukt hängt ihr Gehalt an Vitaminen und hochwertigen Fettsäuren auch von der Art der Herstellung ab. Bei der schonenden Kaltpressung bleiben die Inhaltsstoffe weitgehend erhalten. Das Ergebnis ist allerdings geringer als bei der Extraktion. Hier helfen chemische Lösungsmittel, das Öl aus den Samen zu gewinnen. Erst wenn die Lösungsmittel wieder aus dem Öl entfernt sind, kann das Öl verwendet werden. Dadurch gehen aber auch wertvolle Inhaltsstoffe verloren.

Achten Sie auf die Bezeichnung «natives Olivenöl extra».

Öle sollten Sie im Kühlschrank verschlossen in dunklen Flaschen aufbewahren. Sie werden gekühlt zwar leicht flockig, doch leidet die Qualität nicht darunter.

Änderung der Essgewohnheiten

Wir können den Körper dazu bringen, von seinen Fettreserven etwas abzubauen. Der eine Weg ist, mehr Energie zu verbrauchen, als mit der Nahrung aufgenommen wird. Darauf gehe ich im Kapitel «Bewegung und Sport» ein. Der andere Weg ist, weniger Energie mit der Nahrung aufzunehmen, als unser Körper verbraucht. Wie das funktioniert, erläutere ich Ihnen in den folgenden Absätzen.

Essen ist Lebensqualität.
Nicht weniger, sondern anders essen und genießen macht schlank!

Lernen Sie, fünf Mahlzeiten am Tag zu essen. Essen macht schlank, und nicht essen macht dick! Das Wichtigste für Sie, wenn Sie abnehmen möchten, ist zu erkennen: «Ich muss essen!» Essen Sie mindestens fünf fettarme Mahlzeiten täglich. Sparen Sie sich keine Mahlzeit auf. Selbst wenn Sie keinen großen Hunger haben. Sonst ist die nächste Heißhungerattacke vorprogrammiert. Geben Sie Ihrem Körper nicht mehr die Möglichkeit, in eine solche Situation zu geraten. Essen Sie regelmäßig!

Lernen Sie, während der Abnehmphase Ihren täglichen Fettkonsum auf **unter 30 Gramm Fett (= unter 30 Fettpunkte)** zu beschränken. Machen Sie sich mit dem Fettgehalt der Lebensmittel vertraut.

Lernen Sie, Hunger von Appetit zu unterscheiden. Hunger wird vom Magen gesteuert, Appetit hingegen vom Kopf.

Lernen Sie, sich satt zu essen. Aber nicht mehr. Versuchen Sie, in der Abnehmphase mit so wenig wie möglich auszukommen. Ihr Magen gewöhnt sich schnell an kleinere Portionen, und Sie werden trotzdem satt.

Lernen Sie, wie Sie essen sollten: Langsam, mit Pausen (ca. 20 bis 30 Minuten). Trinken Sie vor und während des Essens Mineralwasser, und wählen Sie ballaststoffreiche Nahrungsmittel aus.

Lernen Sie, fettarme Lebensmittel zu erkennen und einzukaufen. Kaufen Sie nur noch Produkte, auf denen der Fettanteil angegeben ist. Unser Fettkompass hilft Ihnen, sich von Anfang an problemlos zurechtzufinden.

Lernen Sie, im voraus zu planen. Ein paar Tage oder gar eine Woche. Gehen Sie niemals hungrig einkaufen. Kaufen Sie nur das, was auf Ihrem Plan steht. Achten Sie bitte auf Abwechslung bei der Auswahl Ihrer Nahrungsmittel.

Lernen Sie, mit fettarmen Produkten schnelles, schmackhaftes Essen zu kochen.

Lernen Sie: Fettarme, kohlehydratreiche Speisen sind oft voluminöser. Sie sättigen besser und länger anhaltend.

Entscheidend für die Ernährungsumstellung ist die Umsetzung in die Praxis.

Sie fragen sich, wie ein Tag aussehen kann, an dem fünf Mahlzeiten gegessen werden? Der folgende Tagesplan gibt Ihnen ein Beispiel. So könnte Ihre Fettpunktekalkulation für einen Tag aussehen. Sie können diesen nach Ihren Vorstellungen variieren. Ich kenne viele Familien, die ihre Hauptmahlzeit erst abends zu sich nehmen.

Beispiel Tagesplan zur Fettpunktekalkulation

Frühstück:	2g Fett	=	2 Fettpunkte
Zwischenmahlzeit:	2g Fett	=	2 Fettpunkte
Mittagessen:	15g Fett	=	15 Fettpunkte
Zwischenmahlzeit:	1g Fett	=	1 Fettpunkt
Abendessen:	10g Fett	=	10 Fettpunkte

1 Fettpunkt: ● **1 ½ Fettpunkte: ● •**

0 Fettpunkte: ○ **< 1 Fettpunkt: weniger als ●**

Frühstücksvorschläge

(MENGENANGABE FÜR 1 PERSON/PORTION)

1 Roggenbrötchen oder 1 Weizenbrötchen mit 2 Scheiben Putenbierschinken, Gurkenscheiben und Zwiebelstückchen belegen. ● ● ● ●

1 Roggenbrötchen oder 1 Ciabattabrötchen mit 2 dünnen Scheiben gegrilltem Kasseler und 1 EL Krautsalat belegen. ● ● •

1 Weizenbrötchen oder 1 Roggenbrötchen mit 30 g Frischkäse 0,2 % und Tomaten- und Gurkenscheiben belegen. ●

1 Weizenbrötchen oder 1 Roggenbrötchen mit 20 g Kräuter-Frischkäse und Schnittlauch belegen. ● ● ● ●

1 Roggenbrötchen oder 1 Ciabattabrötchen mit
10 g Frischkäse 0,2 %, 1 Scheibe Kochschinken und frischen Gurkenscheiben belegen. ● ● •

1 Roggenbrötchen oder 1 Weizenbrötchen mit 1 Scheibe Kochschinken und 1 Ei (Rühr-, Spiegel- oder gekochtes Ei) belegen. ●●●●●●●●●● (9,5)

1 Scheibe Bauernbrot mit 20 g Frischkäse 0,2% und Zuckerrübensirup oder Honig bestreichen. **weniger als** ●

1 Weizenbrötchen mit 20 g Frischkäse 0,2% und Konfitüre Ihrer Wahl bestreichen. **weniger als** ●

1 Roggenbrötchen mit 20 g Magerquark 0,2%, frischen Kräutern (Schnittlauchröllchen oder Frühlingszwiebeln fein geschnitten) und Tomatenscheiben oder Gurkenscheiben belegen. ●

80 g Müsli mit 80 g klein geschnittenen Erdbeeren, 1 TL Honig und ½ Becher Fruchtjoghurt 0,1 % verrühren. ●●●

Vorschläge für das Mittagessen bzw. warmes Abendessen

FINDEN SIE IM KAPITEL «REZEPTE»

Aufgrund der Übersichtlichkeit und des Volumens gibt es ein eigenes Kapitel dafür (S. 85).

Beispiele für Zwischenmahlzeiten

(MENGENANGABE FÜR 1 PERSON/PORTION)

150 g Joghurt (max. 1,5 % Fett) mit Früchten ● ●
150 g Jogolé von Zott (0,1 % Fett) **weniger als** ●

300 ml Milch (1,5 % Fett) mit Banane ● ● ● ●
1 Portion Cornflakes mit 150 ml Milch (1,5 % Fett) ● ●

1 Scheibe Knäcke mit 1 EL Kräuterquark (Magerstufe) ○
1 Scheibe Knäcke mit 1 TL Magerquark und Marmelade ○

1 Scheibe Brot mit gekochtem Schinken oder
gegrilltem Kasseler, Tomate, Gurke usw. ● ●
1 Scheibe Brot mit 2 Scheiben Käse ● ● ● ● ●

1 Kugel Fruchteis ●
1 Portion Gummibärchen ○
1 Mohrenkopf ● ● ●

Uncle Ben's Rispinos ○
Alle Obstsorten ○

Laugenbrezel oder Laugenbrötchen **weniger als** ●
Weizenbrötchen **weniger als** ●
Roggenbrötchen **weniger als** ●
Mehrkornbrötchen ● •

Vorschläge für kaltes Abendessen

(MENGENANGABE FÜR 1 PERSON/PORTION)

1 große Scheibe Bauernbrot mit 40 g gegrillter Putenbrust und 1 Spiegelei belegen. ●●●●●●●● **(8)**

1 große Scheibe Bauernbrot mit 40 g Harzer Käse, Zwiebelstückchen und Tomatenscheiben belegen. ●

1 Ciabattabrötchen oder 1 große Scheibe Brot, dazu 4 Tomaten aufschneiden, mit ½ Päckchen in Scheiben geschnittenem Mozzarella light belegen und mit Tomatengewürz würzen. ●●●●•

1 Ciabatta, 4 Tomaten aufschneiden und mit 50 g aufgeschnittenem Mozzarella light belegen. ½ Bund klein gehackte Frühlingszwiebeln darüberstreuen. Marinade aus Senf, ½ TL Olivenöl und Pfeffer herstellen. Tomaten damit begießen. ●●●●●●●• **(7,5)**

1 Roggenbrötchen mit 20 g Kochkäse 10 % und 2 Scheiben Kasseler belegen. ●●●●

2 Scheiben Kochschinken mit 10 g Frischkäse 0,2 % bestreichen und in jede Scheibe 1 Stück Stangenspargel aus der Dose rollen. 1 Weizenbrötchen, Ciabattabrötchen oder Roggenbrötchen dazu essen. ●●●

1 Weizenbrötchen, dazu 80 g Geflügelfleischwurst, mit Senf bestreichen. ●●●●●●●●●●●●● **(13)**

1 Brötchen oder 1 große Scheibe Roggenbrot oder Bauernbrot mit 20 g Kräuter-Frischkäse, Tomatenscheiben und Zwiebelringen belegen. ●●●•

1 große Scheibe Bauernbrot mit Truthahn-Mettwurst und Senf bestreichen, mit Gurkenscheiben belegen. ●●●●●

1 große Scheibe Bauernbrot mit 20 g Lachsschinken, Gurkenscheiben und Zwiebelstückchen belegen. ●

Rohkostbrötchen: 1 Roggenbrötchen, beide Hälften je mit 1 TL Ketchup bestreichen. Untere Hälfte belegen mit: 1 Salatblatt, 3 Scheiben Tomaten, 3 Scheiben Gurken, 3 dünnen Scheiben Rettich, 3 dünnen Streifen Paprika und 3 Scheiben Ei, wieder 1 Salatblatt.
Obere Hälfte daraufklappen. ●●●

Radieschensalat: 1 Bund Radieschen hobeln. 1 EL Weinessig, ½ TL Olivenöl, ½ TL Pfeffer und ½ TL Salz vermischen.
Mit Radieschen vermengen. ●●•

Schinken mit Melone: ¼ Melone, 100 g Lachsschinken, dazu 1 Baguette (250 g) ●●•

Tipp

In Ihrer Familie muss nicht jeder Gewicht reduzieren. Was ist zu tun?
Sie kochen für alle fettreduzierte Kost und tauschen einfach ein paar Produkte aus. Wir haben hier einige Beispiele für Sie:

Frühstück

`Fettreduziert:` Roggenbrot, Magerquark, Erdbeerkonfitüre

`Nicht fettreduziert:` Roggenbrot, Butter, Erdbeerkonfitüre

Mittagessen

`Fettreduziert:` Sauerkraut mit magerem Kasseler

`Nicht fettreduziert:` Sauerkraut mit Rippchen

Zwischenmahlzeit

`Fettreduziert:` Buttermilch, Obst

`Nicht fettreduziert:` Sahnetorte, Schokolade

Abendessen

`Fettreduziert:` 1 Scheibe Mischbrot mit 30 g Frischkäse pikante Kräuter, 17 % absolut, mit Gurke und Tomaten.

`Nicht fettreduziert:` 1 Scheibe Mischbrot mit Butter und 30 g Frischkäse pikante Kräuter, 17 % absolut, mit Gurke und Tomaten.

Nun wissen Sie, wie Ihre Ernährung in Zukunft aussehen wird. Doch bitte achten Sie auf die Ausgewogenheit. Die Abwechslung bei der Auswahl der Nahrungsmittel ist entscheidend. Es nützt Ihnen auf Dauer nichts, der Einfachheit halber nur belegte Brötchen zu essen. Das macht weder Spaß noch Sinn.

Die Deutsche Gesellschaft für Ernährung empfiehlt: Decken Sie ca. 55 bis 60 Prozent Ihres täglichen Energiebedarfs durch Kohlehydrate (Vollkornprodukte, Brot und Backwaren, Teigwaren, Getreideprodukte und Reis).

Essen Sie als Vitamin- und Mineralstofflieferant täglich mehrmals frisches Obst und Gemüse.

Ihr täglicher Anteil an pflanzlichem und tierischem Eiweiß

sollte zwischen 15 und 20 Prozent liegen. Dieser lässt sich abwechslungsreich durch fettarme Milch, fettreduzierten Käse, Fisch und Geflügel decken. Geeignet sind auch Sojaprodukte. Nur Vorsicht, diese sind in der Regel nicht fettarm.

Der tägliche Anteil an versteckten und offenen Fetten sollte 25 bis 30 Prozent Ihres Energiebedarfes nicht übersteigen.

Um Ihr Gewicht dauerhaft zu reduzieren und Ihnen die Umstellung zu erleichtern, benötigen Sie noch ein paar wichtige Informationen:

Wie fett ist Käse wirklich?

Bei Käse kann es mitunter schwierig werden. Es gibt zwei unterschiedliche Fettgehalt-Angaben: Fettgehalt absolut und Fettgehalt in Trockenmasse (Fett i. Tr.).

Fettgehalt in Prozent absolut bedeutet: Die Angabe bezieht sich auf ein Stück Käse von 100 Gramm Gewicht und enthält exakt so viel Fett, wie angegeben ist.

Alle Käsesorten haben unterschiedliche Mengen an Wasser und an Trockenmasse (Käsemasse). Entzieht man einem Lebensmittel das Wasser (z. B. durch Trocknen), so bleibt nur die Trockenmasse zurück. Fettgehalt in % i. Tr. bezieht sich auf den Fettgehalt dieser Trockenmasse.

Sind Käsesorten unterschiedlich ausgezeichnet, ist es fast unmöglich festzustellen, welcher Käse weniger Fett enthält. Achten Sie daher unbedingt darauf, wie der Fettgehalt angegeben ist.

Ein Beispiel hierzu: Ein Schnittkäse hat beispielsweise 30 % Fett i. Tr. Der Fettgehalt absolut liegt bei 15 %, das sind 15 Gramm Fett pro 100 Gramm Käse. Ein Frischkäse hat beispielsweise 40 % Fett i. Tr., doch der Fettgehalt absolut beträgt nur 12 %, das sind 12 Gramm Fett pro 100 Gramm Käse.

Zuerst erscheint durch die Bewertung i. Tr. der Schnittkäse der fettärmere zu sein. Doch tatsächlich ist der Frischkäse die bessere Wahl für Sie.
Also immer Augen auf!

Fettgehalt von Milchprodukten

Auf der Verpackung von Milchprodukten (Joghurt, Käse) wird der Fettgehalt oft als Magerstufe oder Halbfettstufe angegeben. Welcher Fettgehalt verbirgt sich dahinter?

Doppelrahmstufe 60–85 % Fett i. Tr.
Rahmstufe 50 % Fett i. Tr.
Vollfettstufe 45 % Fett i. Tr.
Fettstufe 40 % Fett i. Tr.
Dreiviertelfettstufe 30 % Fett i. Tr.
Halbfettstufe 20 % Fett i. Tr.
Viertelfettstufe 10 % Fett i. Tr.
Magerstufe unter 10 % Fett i. Tr.

Quark & Co.

100 g Sahnequark mit 40 % i. Tr.
enthalten ungefähr 11,4 g Fett absolut.

100 g Speisequark mit 20 % Fett i. Tr.
enthalten ungefähr 5,1 g Fett absolut.

100 g Magerquark
enthalten ungefähr 0,2 g Fett absolut.

100 g Hüttenkäse mit 20 % Fett i. Tr.
enthalten ungefähr 4,3 g Fett absolut.

100 g Frischkäse mit 70 % Fett i. Tr.
enthalten ungefähr 29 g Fett absolut.

100 g Schichtkäse mit 10 % Fett i. Tr.
enthalten ungefähr 2,4 g Fett absolut.

100 g Schichtkäse mit 20 % Fett i. Tr.
enthalten ungefähr 5,0 g Fett absolut.

100 g Mascarpone
sind die Krönung mit 47,5 g Fett absolut.

Nicht verzweifeln. Der Fettkompass hilft Ihnen hier weiter.

Mit Kochsalz sparen

Salz ist für unseren Körper lebensnotwendig, da es den ausgleichenden (osmotischen) Druck der Gewebsflüssigkeit aufrechterhält. Nach der Deutschen Gesellschaft für Ernährung sind 6 Gramm Kochsalz täglich ausreichend für einen Erwachsenen. Normalerweise wird aber das Doppelte und mehr an Salz aufgenommen.

Zu viel Salz beeinträchtigt den Wasserhaushalt und kann – besonders bei Übergewichtigen – zu Bluthochdruck führen. Kochsalz ist in vielen Lebensmitteln enthalten. Hohe Salzgehalte haben z. B. Käse, Wurst, Pökelfleisch und Schinken.

Ersetzen Sie beim Kochen Salz durch Gemüsebrühe oder Kräuter.

Anwendertipps aus der täglichen Küche

Die Ernährungsumstellung beinhaltet auch, dass Sie anstatt wie bisher 200 Gramm Fleisch pro Mahlzeit jetzt 150 Gramm essen sollten und mehr Beilagen. Beilagen sind Nudeln, Reis, Kartoffeln, alle Gemüsesorten und alle Salatsorten. Was Sie unbedingt wissen sollten ist, dass Sie diese Beilagen überhaupt nicht anrechnen müssen.

Verwenden Sie Kartoffelklöße. Diese sind fettarm. Es gibt hier in jedem Supermarkt in der Frischtheke einen fertigen Kloßteig, aus dem nur noch die Klöße geformt werden müssen. Dieser Kloßteig hat einen Fettanteil von 0,2 %. Übrigens lassen sich daraus in Ihrer Pfanne auch knusprige Kartoffelpuffer ohne Fett backen.

Zur Fleischauswahl: Orientieren Sie sich an Rindfleisch, Kalbfleisch und Schweinefleisch (Schnitzel, Kasseler, Filet, Schweinelachs).

Verwenden Sie häufig Putengulasch, Putenschnitzel, Putenrouladen, Hühnerbrust.

Ebenso Wild in allen Variationen, genauso auch Fisch und Schalentiere. Genießen Sie vom Lamm Filet, Lende und Schnitzel.

Empfehlung

Kaufen Sie sich eine beschichtete Pfanne, mit der Sie überhaupt kein Fett zum Anbraten benötigen. Geben Sie dieses Geld aus!

Kurzgebratenes: Heizen Sie eine Pfanne ganz stark hoch und legen Sie die Fleischstücke hinein. Bleiben Sie dabei stehen und wenden Sie das Fleisch mehrmals. Ihr Fleisch wird wie gegrillt.

Grillen Sie im Backofen ein Stück Roastbeef, Schweinelachs oder Kasseler. Schneiden Sie den Braten dünn mit der Maschine, so haben Sie einen fettreduzierten Brotbelag.

Fleischgerichte (Gulasch oder Geschnetzeltes usw.): Bereiten Sie Ihr Fleischgericht wie gewohnt zu, sparen Sie das Öl beim Anbraten. Erhitzen Sie die Pfanne oder den Topf sehr stark. Geben Sie Ihr Fleisch hinein und bleiben Sie dabei stehen. Die Fleischbröckchen lösen sich selbst vom Boden ab. Sie können nun Ihre Zutaten, z.B. Champignons, Zwiebeln und Tomaten, wie gewohnt hinzufügen. Sie werden keinen Unterschied schmecken zu einem Fleischgericht, das mit Öl angebraten ist.

Fisch oder Fleisch sollten Sie möglichst unpaniert zubereiten. Fisch schmeckt gedünstet oder gegrillt ebenso gut wie gebraten.

Sollten Sie doch nicht ganz auf Fett verzichten können, pinseln Sie die Pfanne oder Ihr Bratgut ganz dünn mit Öl ein. Füllen Sie alternativ eine Sprühflasche mit Öl und besprühen Sie Ihre Pfanne.

Lieben Sie alles rund ums Hackfleisch? Ersetzen Sie dieses durch Tatar vom Rind. Der Metzger sollte das Fleisch allerdings nur einmal durch den Fleischwolf geben.

Mit Geflügelfleisch können Sie Geflügelhackbraten zubereiten, indem Sie das Geflügelfleisch im Mixer zerkleinern. Bereiten Sie es dann so zu, als hätten Sie eine Rinder- oder Schweinefleischbulette. Leider kann Ihr Metzger das Geflügelfleisch aus rechtlichen Gründen nicht durch den Fleischwolf drehen.

Achten Sie bei Putenbratwurst, Putenfrikadellen, Putenwurst, Putenfleischwurst und Putenleberkäse darauf, dass außer Putenfleisch kein weiterer Fleischzusatz enthalten ist. Fragen Sie Ihren Metzger, wie hoch der Fettanteil in der Geflügelwurst ist. Denken Sie immer daran, dass Sie für ein Bratwürstchen oder Bockwürstchen 15 Putenschnitzel essen können.

Fragen Sie an der Käsetheke, wie hoch der Fettanteil der verschiedenen Käsesorten ist. Kaufen Sie nur Käse mit einem Fettanteil unter 30 % Fett i.Tr. Sie haben Lust auf fetten Käse? Dann gönnen Sie sich das Vergnügen als Hauptmahlzeit, zusammen mit einem Ciabatta und einem Glas Rotwein.

VERMEIDEN SIE FETTE, DIE SIE SEHEN KÖNNEN

- rohen Schinken
- Salami

BEVORZUGEN SIE

- Kochschinken ohne Fettrand
- Lachsschinken
- gegrillten Kasseler
- Corned Beef
- Geflügelwurst jeglicher Art

VERMEIDEN SIE WÄHREND DER ABNEHMPHASE

- Aal
- Lachs
- geräucherten Fisch

Diese Fischarten enthalten gesunde Fette, doch für die Abnehmphase sind sie einfach zu gehaltvoll. Später in der Haltephase ist alles erlaubt.

BEVORZUGEN SIE

- Seelachs
- Schellfisch
- Scholle
- Seezunge
- Steinbutt
- Forelle

- Rotbarsch
- Krabben
- Schalentiere

VERMEIDEN SIE FETTE, DIE SIE NICHT SEHEN KÖNNEN

(sogenannte versteckte Fette)

- Ei
- Käse mit einem höheren Fettgehalt als 30 % i. Tr.
- Joghurt und Milch mit einem höheren Fettgehalt als 1,5 %
- Fleischwurst
- Wiener Würstchen
- Bratwürstchen
- Kalbsleberwurst
- Rollmops
- Butter und Margarine
  (haben annähernd den gleichen Fettgehalt)

BEVORZUGEN SIE ALS BROTAUFSTRICH

- Halbfettbutter (auf Fettgehalt achten)
- Magerquark
- Frischkäse, z. B. Exquisa Vital 0,2 %
- Ketchup
- Meerrettich
- Senf
- Marmelade
- Zuckerrübensirup

VERMEIDEN SIE

- Kartoffeln, die in Fett gebacken sind
- Pommes frites
- frittierte Kartoffelpuffer
- Kroketten
- Rösti

BEVORZUGEN SIE

- Pellkartoffeln
- Folienkartoffeln
- Salzkartoffeln

VERMEIDEN SIE IN DER ABNEHMPHASE

- Sonnenblumenkerne
- Kürbiskerne

Ölsaaten enthalten sehr gesunde Fette, doch für die Abnehmphase sind sie ein wenig zu gehaltvoll. Später in der Haltephase bevorzugen Sie diese in ausreichendem Maße.

BEVORZUGEN SIE

- Bauernbrot, Mischbrot, Roggenbrot, Vollkornschrotbrot, Weizenbrötchen
- alle pflanzlichen Lebensmittel wie z. B. Obst, Gemüse, Reis und Hartweizennudeln

VERMEIDEN SIE

- Wein
- Sekt

BEVORZUGEN SIE, ABER BITTE NICHT REGELMÄSSIG

- alkoholfreies Bier
- Apfelweinschorle

Auf vielen Lebensmitteln ist der Fettgehalt angegeben. Der Fettkompass hilft, beim Einkaufen Anfangsschwierigkeiten zu überwinden. Kaufen Sie niemals Produkte ohne Fettangabe.

Akzeptieren Sie, dass Sie in Versuchung geraten können. Niemand ist so stark, keine schwachen Momente zu haben. Geben Sie nicht auf. Bevor Sie naschen, essen Sie sich erst einmal mit nahrhaften Produkten satt. Das verhindert den süßen Heißhunger. Essen Sie alles bewusst, wenn möglich langsam und mit Genuss.

Worauf Sie während Ihrer Abnehmphase absolut verzichten sollten, sind Kartoffelchips, geröstete Erdnüsse und Schokolade.

Sollten Sie Ihren süßen Appetit überhaupt nicht bändigen können, dann empfehle ich Ihnen: Kochen Sie sich Schokoladenpudding oder Grieß- bzw. Reisbrei mit Vanillesauce oder Natreen-Obst. Wenn es schnell gehen muss, essen Sie Schokomüsli mit Saft, Tee oder Milch. Denken Sie bitte daran, dass Sie immer nur 1,5-prozentige Milch für z.B. Grießbrei, Reisbrei, Kaiserschmarrn oder für Germknödel verwenden.

Haben Sie doch einmal eine etwas fettere Kochzubereitung, wie z.B. eine fettere Bratensauce oder Brühe, stellen Sie sie kurz ins Gefrierfach und schöpfen Sie danach das Fett mit einen Schaumlöffel ab. Oder Sie stellen Ihre Sauce oder Brühe über Nacht in den Kühlschrank und nehmen das Fett am nächsten Tag ab.

Verwenden Sie in Ihrer Küche so viele Kräuter wie möglich. Tiefgefroren gibt es mittlerweile eine große Auswahl. Oder wenn Sie es frisch mögen: Frühlingszwiebeln, Thymian, Rosmarin, Basilikum, Salbei, Schnittlauch, Petersilie, Oregano und Pimpinelle und vieles mehr.

Arbeiten Sie nach Möglichkeit viel mit Paprika, Lauch, Karotten, Sellerie, Zwiebeln und Knoblauch. Tiefgefrorene Zwiebeln lassen sich ebenfalls wunderbar verwenden.

Dadurch lässt sich viel Salz einsparen. Durch die verwendeten Kräuter entwickeln sich andere und sicher auch neue Geschmacksrichtungen, die Sie den gewohnten Geschmack von Fett in Form von Öl bestimmt vergessen lassen. Man weiß: Fett ist ein Geschmacksträger. Aber verlassen Sie sich darauf, es gibt leckere Alternativen. Haben Sie keine Angst vor fremden Gewürzen, und Sie werden sehen, dass Gewürze, die Sie bis heute überhaupt nicht verwendet haben, Ihre Favoriten werden.

Haben Sie Lust auf Eier, dann gönnen Sie sich ruhig ein Ei, aber nur eins. Ein Ei hat nämlich 7 g Fett.

Mayonnaise sollten Sie von Ihrem Speiseplan ganz streichen, denn diese besteht zu 82 % aus Fett. Wenn Sie einmal nicht darauf verzichten können, nehmen Sie z. B. Miracle Whip Joghurt mit 10 % Fett. Eine schmackhafte Alternative.

Möchten Sie auf Dosenobst nicht verzichten, empfehlen wir Ihnen Natreen-Obst. Bevorzugen Sie jedoch frisches oder tiefgefrorenes Obst.

Alle dunklen Fertiggrillsaucen haben sehr wenig Fett und sind zum Grillen und Kochen geeignet.

«Wir sind nicht nur für das verantwortlich, was wir tun, sondern auch für das, was wir nicht tun.»
Molière

«Entlastungstag»

Zur Vorbereitung auf die Ernährungsumstellung tun Sie Ihrem Körper Gutes, wenn Sie Ihre gewohnte Kost auf leicht verdauliche Nahrungsmittel umstellen. Diese kann Ihr Körper schnell verwerten und ausscheiden. Ein Entlastungstag empfiehlt sich immer einmal pro Woche. Egal ob Sie abnehmen möchten oder Ihrem Körper nur Entlastung bieten wollen.

Ein Entlastungstag bietet sich an für diejenigen, die mit ihrer Ernährungsumstellung noch nicht so einfach zurechtkommen und sich «schwere Fehler» geleistet haben.

Sie können an einem Entlastungstag bis zu einem Kilo Gewicht verlieren. Allerdings handelt es sich hierbei nur um Entwässerung und nicht um Fettabbau.

Empfohlen sind an einem Entlastungstag folgende Lebensmittel in beliebiger Menge und Kombination:

- jegliches frisches Obst, sparsam sein mit Bananen
- Salate und Rohkost, milchsauer vergorenes Gemüse (Sauerkraut ...)
- Reis oder Kartoffeln mit gedünstetem Gemüse oder Obst, mit Kräutern/Gewürzen verfeinert
- Wasser, Mineralwasser, Fruchtsäfte

Sie dürfen auch fettarme Milchprodukte essen. Nachfolgend geben wir zwei Beispiele hierfür (Mengenangabe für eine Person):

ENTLASTUNGSTAG 1

Für den ganzen Tag
150 g Reis (Rohgewicht) ca. ½ Stunde kochen.

Frühstück
⅓ gekochten Reis
250 g frisches Obst nach Wahl
1 Becher fettreduzierter Joghurt
Zutaten mischen: Guten Appetit!

Mittagessen
⅓ gekochten Reis
½ Glas Tomatensauce Mamma Lucia Pasta classico 3 %
oder ½ Glas Uncle Ben's chinesisch süß-sauer
Zutaten erwärmen: Guten Appetit!

Abendessen
⅓ gekochten Reis
250 g frisches Obst Ihrer Wahl
150 g Fitness Quark 0,2 % Pfirsich/Maracuja
Zutaten mischen: Guten Appetit!

oder

⅓ gekochten Reis
1 Dose Erbsen und Möhren
Zutaten mischen und erwärmen: Guten Appetit!

ENTLASTUNGSTAG 2

Frühstück

250 g frisches Obst Ihrer Wahl

Guten Appetit!

Mittagessen

Salatteller: 1000 g Salate Ihrer Wahl, z. B. Blattsalate, Endivien, Feldsalat, Gurken, Tomaten, Möhren, Radieschen oder andere.

Dressing: Suchen Sie sich ein von uns im Rezeptteil angegebenes Dressing aus. Guten Appetit!

Abendessen

250 g frisches Obst Ihrer Wahl

Guten Appetit!

Quält Sie der Hunger, essen Sie Obst.

Trinken: Täglich mindestens 2 Liter Flüssigkeitsaufnahme

Lernen Sie, dass Trinken genauso wichtig ist wie Essen.

Wenn die Natur optimal mit Wasser versorgt ist, sprießt sie in ihrer vollen, einzigartigen Pracht. Sie bedankt sich mit sattem Grün, saftigen Wiesen und üppigen Blüten. Beim Menschen ist das nicht anders. Ist der Mensch optimal mit Wasser versorgt, bedankt sich der Körper mit einem optimalen Stoffwechsel, auch mit einer zarten Haut. Jeder kennt den Spruch: Sie sehen aus wie das blühende Leben.

Wie viel muss ich trinken?

Zur Aufrechterhaltung der Körperfunktionen ist eine ausgeglichene Wasserbilanz notwendig. Die Wasseraufnahme muss so hoch sein wie die Wasserabgabe (Urin, Schweiß). Um den Wasserhaushalt konstant zu halten, sollte ein Erwachsener täglich mindestens 2 Liter Flüssigkeit trinken.

Wasser dient dem Körper als Lösungs- und Transportmittel für die Nährstoffe (energieliefernde Nährstoffe sind Fett, Eiweiß und Kohlehydrate) und als Zellbaustein. Gerade bei Ihrer Gewichtsreduktion und später auch beim Halten Ihres Gewichtes ist es besonders wichtig, täglich mindestens 2 Liter Flüssigkeit zu trinken, damit der optimale Fettabtransport gewährleistet ist.

Genauer gesagt: Männer benötigen ca. 2900 ml Flüssigkeit täglich. Davon werden ca. 1000 ml mit der Nahrung aufgenommen. Die restlichen ca. 1900 ml Flüssigkeit müssen getrunken werden. Frauen benötigen ca. 2500 ml Flüssigkeit pro Tag. Davon werden ebenfalls ca. 1000 ml mit der Nahrung aufgenommen. Die restlichen ca. 1500 ml müssen durch Trinken aufgenommen werden.

Warum muss ich unbedingt mehr trinken als bisher?

1. Trinken ist genauso wichtig wie Essen.
2. Sie steigern Ihre Leistungsfähigkeit.
3. Das Sättigungsgefühl stellt sich schneller ein, eine gute Möglichkeit, kalorienfrei den Magen zu füllen.
4. Es bleiben Ihnen dadurch Kreislaufbeschwerden wie Schwindel und Kopfschmerzen erspart.
5. Ihre Abbauprodukte werden schneller ausgeschieden (z. B. über den Harn und den Stuhlgang).
6. Verstopfung hat keine Chance.

Viele tun sich damit schwer, viel zu trinken. Ich überlegte lange, wie wir diesen wichtigen Punkt für Sie leichter machen könnten. Ich fand heraus, dass es einfacher ist, große Flüssigkeitsmengen aufzunehmen, wenn Sie ein großes Glas benutzen. Verwenden Sie ein Glas mit dem Fassungsvermögen von 0,5 l, z. B. ein Weizenbierglas.

Füllen Sie dieses Glas im Laufe des Tages viermal. Trinken Sie also mindestens 2 Liter Flüssigkeit am Tag. Trinken Sie diese in Form von Mineralwasser, stillem oder sprudelndem Wasser. Empfehlenswert sind auch Obstsaftschorlen. Achten Sie bitte darauf, nur reine Säfte ohne Zusatz von Zucker oder Süßstoff zu kaufen.

Zu empfehlen sind ebenfalls verdünnte Gemüsesäfte. Vorsicht bei Light-Produkten. Diese machen Ihnen vor, dass Sie sie problemlos genießen können. Sie enthalten kein Fett, aber sie beeinflussen Ihren Stoffwechsel, sodass sie im Endeffekt doch dick machen können.

Bedenken Sie bitte: Kaffee oder schwarzer Tee zählen nicht.

Am besten ist es, nur zimmerwarme Getränke zu trinken. Das ist angenehmer. Beginnen Sie mit dem Trinken sofort nach dem Aufstehen, und trinken Sie möglichst viel bis zum Mittag. Schränken Sie die Mengen gegen Abend ein, sonst bekommen Sie eine unruhige Nacht.

Übrigens, wenn Sie ein Durstgefühl spüren, leidet Ihr Körper schon unter Wassermangel. Warten Sie also nie darauf, Durst zu haben. Sie haben niemals Durst? Um zu wissen, wie sich Durst anfühlt, versuchen Sie mal rohe Zwiebeln auf Tomaten oder im Salat. Das fördert das Durstgefühl.

Trinken Sie nicht ausreichend, setzt Ihr Abnehmerfolg nur zögerlich ein.

Alkohol enthält kein Fett, verhindert aber die Fettverbrennung im Körper. Detaillierte Angaben hierzu finden Sie in Ihrem Fettkompass. Trinken Sie sporadisch mal Alkohol, verkraftet Ihr Körper das ohne Gewichtszunahme. Trinken Sie jedoch regelmäßig Alkohol, reagiert Ihr Körper mit Gewichtszunahme bzw. auf gar keinen Fall mit einer Gewichtsabnahme. Verzichten Sie in der Abnehmphase nach Möglichkeit darauf.

Solange Alkohol im Körper als Energiequelle zur Verfügung steht, unterbleibt die Fettverbrennung!

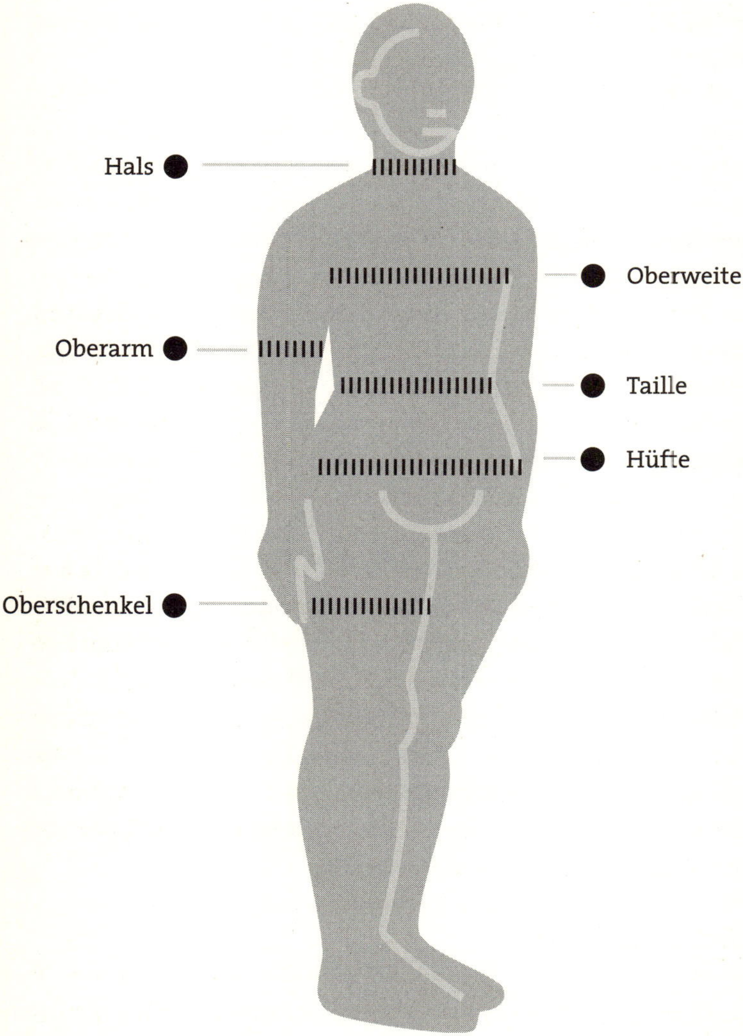
Hals
Oberweite
Oberarm
Taille
Hüfte
Oberschenkel

Gewichtskontrolle muss sein!

Die Waage

Wie viel wiegen Sie? Und wie viel möchten Sie wiegen? Bleiben Sie realistisch. Setzen Sie sich erreichbare Ziele. Nehmen Sie sich Zeit. Denken Sie daran: Gut Ding will Weile haben. Sie sind ja nicht von heute auf morgen zu den überflüssigen Pfunden gekommen.

Die Waage muss raus aus dem Badezimmer. Sie steht ab sofort an einem Platz, der schwer erreichbar ist. Wenn sie im Bad bleibt, stellen Sie sich täglich – mehrmals – darauf. Machen Sie sich nicht zu Ihrem persönlichen Sklaven.

Wiegen Sie sich nur einmal pro Woche. Wählen Sie sich Ihren festen Wiegetag aus. Tragen Sie Ihr Gewicht zu Ihrer persönlichen Kontrolle in Ihre Gewichtskurve (Seite 71) ein. Beginnen Sie oben links. Wandern Sie pro abgenommenem Pfund ein Kästchen nach unten.

Mir persönlich gab das wöchentliche Wiegen immer einen Motivationsschub!

Mittlerweile gibt es gute Waagen zur Körperfettüberwachung im Handel. Sie können damit Ihr Gewicht und Ihren Körperfettanteil kontrollieren.

Das Maßband

Aus eigener Erfahrung kann ich Ihnen berichten, dass ich an Wiegetagen laut Waage manchmal kein Ergebnis erzielte. Die Waage stand still. Mein Gewicht ging nicht nach unten. Doch ich spürte an meiner Kleidung, dass sich mein Körper veränderte. Die Hosen wurden zu weit. Meine Röcke und Blusen spannten nicht mehr so viel. Meine Proportionen veränderten sich.

Messen Sie Ihren Körperumfang mit einem Maßband. So können Sie diese Veränderungen kontrollieren. Tragen Sie das Messergebnis in die folgende Maßtabelle ein.

Haben Sie Angst, sich auf die Waage zu stellen? Dann ist dies auch eine gute Möglichkeit für Sie, Veränderungen festzuhalten. Irgendwann finden Sie den Mut, sich zu wiegen.

Mein Körperumfang

(Maßangabe in cm)

BEGINN DER ABNEHMPHASE Datum:	ENDE DER ABNEHMPHASE Datum:
Hals:	Hals:
Oberarm:	Oberarm:
Oberweite:	Oberweite:
Taille:	Taille:
Hüfte:	Hüfte:
Oberschenkel:	Oberschenkel:

Meine Gewichtskurve

Anfangsgewicht	1. Woche	2. Woche	3. Woche	4. Woche	5. Woche	6. Woche	7. Woche	8. Woche
... kg								

Bewegung und Sport

Ich bitte Sie, diesen Teil des Buches nicht auszusparen. Lesen Sie ihn mit der gleichen Sorgfalt wie alles andere. Lassen Sie sich einfach mitreißen. Los geht's!

Sie sind ein Bewegungsmuffel und wollen dabei bleiben? Gut. Keine Sorge. Auch ohne zusätzliche Bewegung wirkt sich Ihre Ernährungsumstellung gewichtsreduzierend aus.

Ganz ehrlich: Ich bin zwar ziemlich unsportlich, doch walkte ich regelmäßig, mindestens dreimal die Woche. Ich wollte um jeden Preis abnehmen. Ungefähr gleichzeitig begann ich, meine Ernährung auf fettreduzierte Kost umzustellen. Als ich dann an einer Grippe erkrankte, konnte ich nicht mehr walken. Und was stellte ich fest? Es war einfach genial. Auch ohne regelmäßigen Sport verlor ich an Gewicht. Monat für Monat. Während meiner gesamten Abnehmphase. Über diese Erkenntnis war ich zu diesem Zeitpunkt sehr glücklich. Heute walke ich wieder. Ich erkannte ziemlich schnell, wie gut es tut, mir durchs Walken regelmäßig frischen Wind um die Nase wehen zu lassen. Ich baue so meinen Stress ab. Mein Immunsystem ist seitdem stärker als je zuvor.

So viel zu meiner Geschichte, doch nun zu Ihnen: Die Deutschen sind in sportlicher Hinsicht ziemlich träge. Jeder zweite Deutsche ist selten oder gar nicht körperlich aktiv. Der Hauptgrund dafür ist reine Bequemlichkeit. Dabei profitiert nicht nur Ihr Körper von regelmäßigem Sport, auch die Seele hat was davon. Sie bauen Stress ab. Sie sind ausgeglichener und können besser abschalten. Ein trainierter Körper stärkt Ihr Selbstbewusstsein ganz automatisch.

Ist Ihnen klar, dass der Mensch schon ab Mitte zwanzig abbaut?

Die Spannkraft lässt nach. Die Haut verliert an Elastizität. Die ersten Falten werden sichtbar. Die Muskeln verlieren ihre Leistungsfähigkeit und bauen langsam ab. An Ihrem Gewicht merken Sie das nicht. Die Muskelmasse wird weniger, doch der Fettanteil in Ihrem Körper steigt langsam höher und höher. Ihre Muskelmasse wird in Fett umgewandelt.

Haben Sie sich zusätzlich mit Diäten strapaziert, hat Ihr Körper es noch viel schwerer. Da Ihr Körper durch die Nahrung nicht mit den notwendigen Nährstoffen versorgt wird, greift er auf das zurück, was er hat. Zuerst leidet das Bindegewebe. Das Dekolleté, die Haut im Gesicht, an der Brust und am Bauch werden fahl. Ihr Körper baut Aminosäuren zu Glukose um, damit Ihr Gehirn versorgt ist. Sie reagieren mit Nervosität darauf. Ihre Muskeln verlieren Eiweiß und bauen ab. Ihre Leistungskraft lässt nach. Anstatt wie gewünscht schöner zu werden, sehen Sie nach kurzer Zeit welk, krank und alt, einfach ausgemergelt aus. Wenn Sie durch eine Diät 2 Kilo Körpergewicht verloren haben, handelt es sich hierbei um ca. 5 % Bauchfett, 5 % Mineralstoffe, 10 % Glukose, 24 % Wasser und 56 % Eiweiß aus dem Bindegewebe und den Muskeln. Fazit: Ihr Bauch verliert sage und schreibe nur 100 g Speck! ! !

Machen Sie nie wieder Diäten. Strafen Sie Ihren Körper nicht mit Nahrungsentzug. Sie haben jetzt gesehen, was das bringt. Tun Sie Ihrem Körper nur noch Gutes.

Und trotzdem haben Sie eine Chance, Ihrem Gegner Fett einfach, aber wirkungsvoll den Kampf anzusagen. Verbrauchen Sie die Energie, die Ihr Körper sonst in Fett umwandeln würde, durch Bewegung. Verheizen Sie Ihr Fett in den Muskeln. Tun Sie automatisch etwas für den Erhalt Ihrer Muskulatur. Gleichen Sie den durch Eiweißverlust bedingten Muskelabbau aus und treiben Sie Sport. Fehlende Eiweißaufnahme können Sie durch Eiweißzusatzprodukte, wie z. B. in der Apotheke erhältliches Eiweißpulver, abdecken.

Sie verdrehen schon beim bloßen Gedanken daran die Augen? Also nehme ich hier kurz vorweg: Wenn Sie Fett abtrainieren wollen, geschieht das schon bei geringer Anstrengung. Keuchen Sie beim Training, machen Sie etwas falsch.

Aber zuerst stellen wir gemeinsam fest, wo Sie körperlich stehen. Formeln für Normal- oder Idealgewicht (Körpergröße in cm minus 100 abzüglich 10 % bei Männern bzw. 15 % bei Frauen) sind mittlerweile überholt. Heute drückt man die Beurteilung des Körpers im Body-Mass-Index (BMI) aus.

Die Formel hierfür lautet:

$$\text{BMI} = \frac{\text{Körpergewicht in kg}}{\text{Körpergröße in m}^2}$$

Ein Beispiel hierfür:
Ich bin 1,63 m groß und wiege 58,5 kg.
58,5 : (1,63 × 1,63) = 22,02 = idealer Bereich

Klingt das kompliziert? Nachfolgende Tabelle erleichtert Ihnen das Rechnen. So ist es ganz einfach, Ihren BMI zu ermitteln.

Gewicht in kg	Größe in m								
	1,50	1,52	1,54	1,56	1,58	1,60	1,62	1,64	1,66
100	44,4	43,3	42,2	41,1	40,1	39,1	38,1	37,2	36,3
98	43,6	42,4	41,3	40,3	39,3	38,3	37,3	36,4	35,6
96	42,7	41,6	40,5	39,4	38,5	37,5	36,6	35,7	34,8
94	41,8	40,7	39,6	38,6	37,7	36,7	35,8	34,9	34,1
92	40,9	39,8	38,8	37,8	36,9	35,9	35,1	34,2	33,4
90	40,0	39,0	37,9	37,0	36,1	35,2	34,3	33,5	32,7
88	39,1	38,1	37,1	36,2	35,3	34,4	33,5	32,7	31,9
86	38,2	37,2	36,6	35,3	34,4	33,6	32,8	32,0	31,2
84	37,3	36,4	35,4	34,5	33,6	32,8	32,0	31,2	30,5
82	36,4	35,5	34,6	33,7	32,8	32,0	31,2	30,5	29,8
80	35,6	34,6	33,7	32,9	32,0	31,3	30,5	29,7	29,0
78	34,7	33,8	32,9	32,1	31,2	30,5	29,7	29,0	28,3
76	33,8	32,9	32,0	31,2	30,4	29,7	29,0	28,3	27,6
74	32,9	32,0	31,2	30,4	29,6	28,9	28,2	27,5	26,9
72	32,0	31,2	30,4	29,6	28,8	28,1	27,4	26,8	26,1
70	31,1	30,3	29,5	28,8	28,0	27,3	26,7	26,0	25,4
68	30,2	29,4	28,7	27,9	27,2	26,6	25,9	25,3	24,7
66	29,3	28,6	27,8	27,1	26,4	25,8	25,1	24,5	24,0
64	28,4	27,7	27,0	26,3	25,6	25,0	24,4	23,8	23,2
62	27,6	26,8	26,1	25,5	24,8	24,2	23,6	23,1	22,5
60	26,7	26,0	25,3	24,7	24,0	23,4	22,9	22,3	21,8
58	25,8	25,1	24,5	23,8	23,2	22,7	22,1	21,6	21,0
56	24,9	24,2	23,6	23,0	22,4	21,9	21,3	20,8	20,3
54	24,0	23,4	22,8	22,2	21,6	21,1	20,6	20,1	19,6
52	23,1	22,5	21,9	21,4	20,8	20,3	19,8	19,3	18,9
50	22,2	21,6	21,1	20,5	20,0	19,5	19,1	18,6	18,1
48	21,3	20,8	20,2	19,7	19,2	18,8	18,3	17,8	17,4
46	20,4	19,9	19,4	18,9	18,4	18,0	17,5	17,1	16,7
44	19,6	19,0	18,6	18,1	17,6	17,2	16,8	16,4	16,0

BMI FRAUEN

1,68	1,70	1,72	1,74	1,76	1,78	1,80	1,82	1,84	1,86
35,4	34,6	33,8	33,0	32,3	31,6	30,9	30,2	29,5	28,9
34,7	33,9	33,1	32,4	31,6	30,9	30,2	29,6	28,9	28,3
34,0	33,2	32,4	31,7	31,0	30,3	29,6	29,0	28,4	27,7
33,3	32,5	31,8	31,0	30,3	29,7	29,0	28,4	27,8	27,2
32,6	31,8	31,1	30,4	29,7	29,0	28,4	27,8	27,2	26,6
31,9	31,1	30,4	29,7	29,1	28,4	27,8	27,2	26,6	26,0
31,2	30,4	29,7	29,1	28,4	27,8	27,2	26,6	26,0	25,4
30,5	29,8	29,1	28,4	27,8	27,1	26,5	26,0	25,4	24,9
29,8	29,1	28,4	27,7	27,1	26,5	25,9	25,4	24,8	24,3
29,1	28,4	27,7	27,1	26,5	25,9	25,3	24,8	24,2	23,7
28,3	27,7	27,0	26,4	25,8	25,2	24,7	24,2	23,6	23,1
27,6	27,0	26,4	25,8	25,2	24,6	24,1	23,5	23,0	22,5
26,9	26,3	25,7	25,1	24,5	24,0	23,5	22,9	22,4	22,0
26,2	25,6	25,0	24,4	23,9	23,4	22,8	22,3	21,9	21,4
25,5	24,9	24,3	23,8	23,2	22,7	22,2	21,7	21,3	20,8
24,8	24,2	23,7	23,1	22,6	22,1	21,6	21,1	20,7	20,2
24,1	23,5	23,0	22,5	22,0	21,5	21,0	20,5	20,1	19,7
23,4	22,8	22,3	21,8	21,3	20,8	20,4	19,9	19,5	19,1
22,7	22,1	21,6	21,1	20,7	20,2	19,8	19,3	18,9	18,5
22,0	21,5	21,0	20,5	20,0	19,6	19,1	18,7	18,3	17,9
21,3	20,8	20,3	19,8	19,4	18,9	18,5	18,1	17,7	17,3
20,5	20,1	19,6	19,2	18,7	18,3	17,9	17,5	17,1	16,8
19,8	19,4	18,9	18,5	18,1	17,7	17,3	16,9	16,5	16,2
19,1	18,7	18,3	17,8	17,4	17,0	16,7	16,3	15,9	15,6
18,4	18,0	17,6	17,2	16,8	16,4	16,0	15,7	15,4	15,0
17,7	17,3	16,9	16,5	16,1	15,8	15,4	15,1	14,8	14,5
17,0	16,6	16,2	15,9	15,5	15,1	14,8	14,5	14,2	13,9
16,3	15,9	15,5	15,2	14,9	14,5	14,2	13,9	13,6	13,3
15,6	15,2	14,9	14,5	14,2	13,9	13,6	13,3	13,0	12,7

	1,66	1,68	1,70	1,72	1,74	1,76	1,78	1,80	1,82
118	42,8	41,8	40,8	39,9	39,0	38,1	37,2	36,4	35,6
116	42,1	41,1	40,1	39,2	38,3	37,4	36,6	35,8	35,0
114	41,4	40,4	39,4	38,5	37,7	36,8	36,0	35,2	34,4
112	40,6	39,7	38,8	37,9	37,0	36,2	35,3	34,6	33,8
110	39,9	39,0	38,1	37,2	36,3	35,5	34,7	34,0	33,2
108	39,2	38,3	37,4	36,5	35,7	34,9	34,1	33,3	32,6
106	38,5	37,6	36,7	35,8	35,0	34,2	33,5	32,7	32,0
104	37,7	36,8	36,0	35,2	34,4	33,6	32,8	32,1	31,4
102	37,0	36,1	35,3	34,5	33,7	32,9	32,2	31,5	30,8
100	36,3	35,4	34,6	33,8	33,0	32,3	31,6	30,9	30,2
98	35,6	34,7	33,9	33,1	32,4	31,6	30,9	30,2	29,6
96	34,8	34,0	33,2	32,4	31,7	31,0	30,3	29,6	29,0
94	34,1	33,3	32,5	31,8	31,0	30,3	29,7	29,0	28,4
92	33,4	32,6	31,8	31,1	30,4	29,7	29,0	28,4	27,8
90	32,7	31,9	31,1	30,4	29,7	29,1	28,4	27,8	27,2
88	31,9	31,2	30,4	29,7	29,1	28,4	27,8	27,2	26,6
86	31,2	30,5	29,8	29,1	28,4	27,8	27,1	26,5	26,0
84	30,5	29,8	29,1	28,4	27,7	27,1	26,5	25,9	25,4
82	29,8	29,1	28,4	27,7	27,1	26,5	25,9	25,3	24,8
80	29,0	28,3	27,7	27,0	26,4	25,8	25,2	24,7	24,2
78	28,3	27,6	27,0	26,4	25,8	25,2	24,6	24,1	23,5
76	27,6	26,9	26,3	25,7	25,1	24,5	24,0	23,5	22,9
74	26,9	26,2	25,6	25,0	24,4	23,9	23,4	22,8	22,3
72	26,1	25,5	24,9	24,3	23,8	23,2	22,7	22,2	21,7
70	25,4	24,8	24,2	23,7	23,1	22,6	22,1	21,6	21,1
68	24,7	24,1	23,5	23,0	22,5	22,0	21,5	21,0	20,5
66	24,0	23,4	22,8	22,3	21,8	21,3	20,8	20,4	19,9
64	23,2	22,7	22,1	21,6	21,1	20,7	20,2	19,8	19,3
62	22,5	22,0	21,5	21,0	20,5	20,0	19,6	19,1	18,7
60	21,8	21,3	20,8	20,3	19,8	19,4	18,9	18,5	18,1
58	21,0	20,5	20,1	19,6	19,2	18,7	18,3	17,9	17,5

1,84	1,86	1,88	1,90	1,92	1,94	1,96	1,98	2,00
34,9	34,1	33,4	32,7	32,0	31,4	30,7	30,1	29,5
34,3	33,5	32,8	32,1	31,5	30,8	30,2	29,6	29,0
33,7	33,0	32,3	31,6	30,9	30,3	29,7	29,1	28,5
33,1	32,4	31,7	31,0	30,4	29,8	29,2	28,6	28,0
32,5	31,8	31,1	30,5	29,8	29,2	28,6	28,1	27,5
31,9	31,2	30,6	29,9	29,3	28,7	28,1	27,5	27,0
31,3	30,6	30,0	29,4	28,8	28,2	27,6	27,0	26,5
30,7	30,1	29,4	28,8	28,2	27,6	27,1	26,5	26,0
30,1	29,5	28,9	28,3	27,7	27,1	26,6	26,0	25,5
29,5	28,9	28,3	27,7	27,1	26,6	26,0	25,5	25,0
28,9	28,3	27,7	27,1	26,6	26,0	25,5	25,0	24,5
28,4	27,7	27,2	26,6	26,0	25,5	25,0	24,5	24,0
27,8	27,2	26,6	26,0	25,5	25,0	24,5	24,0	23,5
27,2	26,6	26,0	25,5	25,0	24,4	23,9	23,5	23,0
26,6	26,0	25,5	24,9	24,4	23,9	23,4	23,0	22,5
26,0	25,4	24,9	24,4	23,9	23,4	22,9	22,4	22,0
25,4	24,9	24,3	23,8	23,3	22,9	22,4	21,9	21,5
24,8	24,3	23,8	23,3	22,8	22,3	21,9	21,4	21,0
24,2	23,7	23,2	22,7	22,2	21,8	21,3	20,9	20,5
23,6	23,1	22,6	22,2	21,7	21,3	20,8	20,4	20,0
23,0	22,5	22,1	21,6	21,2	20,7	20,3	19,9	19,5
22,4	22,0	21,5	21,1	20,6	20,2	19,8	19,4	19,0
21,9	21,4	20,9	20,5	20,1	19,7	19,3	18,9	18,5
21,3	20,8	20,4	19,9	19,5	19,1	18,7	18,4	18,0
20,7	20,2	19,8	19,4	19,0	18,6	18,2	17,9	17,5
20,1	19,7	19,2	18,8	18,4	18,1	17,7	17,3	17,0
19,5	19,1	18,7	18,3	17,9	17,5	17,2	16,8	16,5
18,9	18,5	18,1	17,7	17,4	17,0	16,7	16,3	16,0
18,3	17,9	17,5	17,2	16,8	16,5	16,1	15,8	15,5
17,7	17,3	17,0	16,6	16,3	15,9	15,6	15,3	15,0
17,1	16,8	16,4	16,1	15,7	15,4	15,1	14,8	14,5

Auswertung

BMI BEI FRAUEN

BMI unter 19:	Bei Frauen unter 18 Jahren ganz normal. Bei Frauen über 18 Jahren leichtes Untergewicht. Gefahr von Magersucht.
BMI 19 bis 25:	Glückwunsch! Idealer Bereich.
BMI 26 bis 30:	Leichtes Übergewicht. Haben Sie Risikofaktoren, reduzieren Sie Ihr Gewicht.
BMI 31 bis 39:	Stopp! Ganz klares Übergewicht. Gewichtsreduktion ist angesagt.
BMI über 40:	Hilfe! Starkes Übergewicht. Sie müssen auf jeden Fall abnehmen.

BMI BEI MÄNNERN

BMI unter 19:	Leichtes Untergewicht.
BMI 20 bis 24:	Glückwunsch! Idealer Bereich.
BMI 25 bis 30:	Leichtes Übergewicht. Haben Sie Risikofaktoren, reduzieren Sie Ihr Gewicht.
BMI 31 bis 39:	Stopp! Ganz klares Übergewicht. Gewichtsreduktion ist angesagt.
BMI über 40:	Hilfe! Starkes Übergewicht. Sie müssen auf jeden Fall abnehmen.

Sie wissen jetzt, wo Sie körperlich stehen. Doch vergessen Sie bitte nicht, dass das Gewicht und auch der BMI *nicht* anzeigen, wie fit Sie wirklich sind. Muskeln sind schwerer als Fett. Es gibt Menschen, die über dem Normalgewicht liegen und doch einen ganz geringen Körperfettanteil haben. Diese Menschen besitzen größere Muskelmassen.

Also: Verbrennen Sie Ihr überschüssiges Fett in den Muskeln. Fangen Sie heute damit an.

Bewegungsmuffel sollten klein anfangen und überlegen, wie sie ihren Alltag aktiver gestalten können. Schon dort gibt es viele Möglichkeiten:

- Treppensteigen anstatt Aufzug.
- Zwei Bushaltestellen vor dem Ziel aussteigen und den Rest laufen.
- Kleinere Strecken mit dem Fahrrad fahren, anstatt das Auto zu nehmen.
- Pro Stunde Fernsehen eine Stunde spazieren gehen.
- Während der Tagesschau auf dem Hometrainer strampeln.
- Alle Wege schneller gehen als bisher.

Was fällt Ihnen dazu ein?

Wenn Sie nach langer Zeit wieder sportlich aktiv sein oder überhaupt erst damit beginnen wollen, lassen Sie sich bitte unbedingt vorher von Ihrem Hausarzt durchchecken. Bei einer Belastungsuntersuchung können Risikofaktoren erkannt werden.

Trainieren Sie immer im aeroben Bereich. Aerob kommt aus dem Griechischen und bedeutet: mit Luftsauerstoff. Durch Training im Sauerstoffüberschuss werden wertvolle Enzyme gebildet, die Ihr Fett verbrennen. Sogar Speckröllchen werden wieder abgebaut.

Beginnen Sie mäßig. 5 bis 10 Minuten reichen am Anfang. Steigern Sie sich langsam. Fett als Energiequelle wird allerdings erst nach 20 Minuten Belastung richtig genutzt. Ihr Training sollte daher nach Ihrer Einstiegsphase ca. 30 Minuten dauern. Diese halbe Stunde täglich oder zumindest regelmäßig macht uns schlanker und jünger.

Wichtig: Wenn Sie außer Atem sind, trainieren Sie im anaeroben Bereich (*ohne* Luftsauerstoff). Sie haben dann ein Sauerstoffdefizit. Ihr Körper verheizt dann Zucker anstatt Fett. Sinkt der Zuckerspiegel, entsteht großer Hunger. Alle Stop-and-go-Sportarten, z.B. Fußball, Squash, sind zum Fettabbau nicht geeignet. Sauerstoffbedarf und Sauerstoffangebot müssen sich decken.

Welche Sportarten sind für wen geeignet?

Bei Übergewicht belasten Sie Ihren Körper stärker als bei Normalgewicht. Insbesondere betrifft dies das Herz-und-Kreislauf-System, Kniegelenke, Fußgewölbe und Achillessehnen. Aus diesem Grund gibt es die nachfolgende Empfehlung, an die Sie sich Ihrer Gesundheit zuliebe halten sollten.

BMI über 30:	Bitte nur Radfahren, Schwimmen oder Walken.
BMI unter 30:	Skilanglauf, Eislaufen, Rollschuhlaufen, Aqua-Aerobic, Gymnastik, Inline-Skating, Joggen, Walking, Nordic Walking, Tanzen, Radfahren, Schwimmen und Wandern.

So viel Fett werden Sie in 30 Minuten los
(Lehrbuchwerte für trainierte Körper als grobe Richtwerte)

Gymnastik	ca. 30 g
Inline-Skating	ca. 40 g
Joggen 12 km/h	ca. 60 g
Walking	ca. 30 g
Nordic Walking	ca. 33 g
Tanzen	ca. 35 g
Radfahren 15 km/h	ca. 10 g
Schwimmen	ca. 42 g
Wandern 4,5 km/h	ca. 15 g

Die Kontrolle Ihrer Atmung allein reicht als zuverlässiger Messgrad allerdings nicht aus. Richten Sie sich nach dem Puls. Er zeigt Ihnen das richtige Trainingsmaß. Die nachfolgende Tabelle verrät Ihnen Ihre richtige Trainingsfrequenz. Allerdings sind das nur Lehrbuchwerte. Diese Richtwerte berücksichtigen nicht, ob Sie Schlafentzug, zu viel Koffein oder zu viel Stress haben. Sie dienen nur als Orientierungswerte für Sie.

Alter in Jahren	**20-39**	**40-49**	**50-59**	**60-70**	**> 70**
Ruhepuls Frequenz in der Minute	Trainingsfrequenz in der Minute				
Bis 50	140	135	130	125	120
50-59	140	135	130	125	120
60-69	145	140	135	130	125
70-79	145	140	135	130	125
80-89	145	140	135	130	125
90-100	150	145	140	135	130

Ich empfehle Ihnen, immer nur mit Pulsmesser zu trainieren. Die neueste Generation von Pulsmessern gibt Ihnen neben Ihrem Puls auch Ihren individuellen Trainingspuls vor.

Und noch ein Plus: Selbst in der Ruhephase erhöht sich Ihr Energieverbrauch. Durch die zunehmende Muskelmasse steigt Ihr Grundumsatz.

Na, doch motiviert?

Rezepte

Auf den folgenden Seiten finden Sie leckere Rezeptvarianten für die äußerst schmackhafte, schnelle, einfache und vor allem Ihnen bekannte Küche. Lassen Sie Ihrer Kreativität freien Lauf! Probieren Sie die Rezepte wie vorgegeben oder wandeln sie diese nach eigenen Vorlieben ab. Zaubern Sie Ihre eigenen Kreationen frisch auf den Tisch. Nur Mut!

EL = ca. 10 g
TL = ca. 5 g
Msp. = Messerspitze
< = kleiner als
> = größer als
1 Becher = 150 g
TK = tiefgekühlt

(Mengenangabe für 4 Personen,
die Fettberechnung: Fettpunkte bezieht sich
immer auf 1 Person.)

1 Fettpunkt: ●
1 ½ Fettpunkte: ● •
0 Fettpunkte: ○
< 1 Fettpunkt: weniger als ●

Gemüsesuppe ○

200 g Wirsing, 200 g Rosenkohl, 200 g Tomaten, 200 g Lauch, 3 EL Petersilie, 1 ½ l Gemüsebrühe, 1 TL Pfeffer, 2 EL gehackte Petersilie

Geschnittenes Gemüse andünsten, in großem Topf fettfrei anbraten. Mit der Brühe auffüllen. Bei mittlerer Hitze 40 Minuten köcheln. Mit Pfeffer abschmecken. Gehackte Petersilie drüberstreuen.

Überbackene Zwiebelsuppe ● ● ●

1 Beutel Zwiebelsuppe, 4 Scheiben Toast, 4 Scheiben Toast-Scheibletten light, bunter Pfeffer aus der Mühle

Zwiebelsuppe nach Anleitung kochen. Den Toast toasten. Die Suppe in 4 Suppentassen füllen. Backofen vorheizen. Jeweils eine Scheibe Toast auf eine Suppentasse legen. Jeweils eine Scheibe Käse auf den Toast legen. Im Backofen bei 200 Grad überbacken, bis der Käse geschmolzen ist.

Vor dem Servieren mit Pfeffer bestreuen.

Rote Linsensuppe ●

2 Stangen Lauch, 2 große Möhren, 2 große Kartoffeln,
½ TL Olivenöl, 250 g rote Linsen, 2 l Gemüsebrühe, 1 TL Pfeffer,
5 EL Schnittlauchröllchen

Lauch und Möhren in Scheiben schneiden. Geschälte Kartoffeln würfeln. Lauch mit dem Öl anbraten. Möhren und Kartoffeln hinzufügen. Gemüsebrühe aufgießen und aufkochen. Rote Linsen dazugeben. Ca. 20 Minuten köcheln. Mit Pfeffer würzen. Auf die Teller verteilen und mit Schnittlauchröllchen garnieren.

Tatarsuppe ●●●

100 g Glasnudeln, 250 g Tatar, 1 TL Olivenöl,
2 Knoblauchzehen, 200 g Weißkohl, 1 gelbe Paprika, 1 rote Paprika,
1 Bund Frühlingszwiebeln, 2 Knoblauchzehen, 1 l Gemüsebrühe,
3 EL Sojasauce, 1 TL Pfeffer, 1 TL Cayennepfeffer

Glasnudeln nach Anleitung einweichen. Weißkohl und Paprika in feine Streifen schneiden. Frühlingszwiebeln in feine Ringe schneiden.

Tatar in Öl anbraten. Gemüse hinzufügen und mit anbraten. Gehackten Knoblauch hinzufügen. Gemüsebrühe auffüllen und Sojasauce hinzufügen. Mit Pfeffer und Cayennepfeffer abschmecken und 15 Minuten bei mittlerer Hitze garen. Die eingeweichten Nudeln klein schneiden und 2 Minuten in der Suppe mitgaren.

Spitzkohlsuppe mit Kasseler ●●●●●●●●●● (10)

1 l Gemüsebrühe, 500 g Kasseler, 1 Zwiebel, 2 Lorbeerblätter, 1 EL Pfefferkörner, 400 g ganz kleine Kartoffeln, 1 Kohlrabi, 1 kleiner Kopf Spitzkohl, 1 TL Pfeffer, 150 g saure Sahne 10 %, 1 TL Muskatnuss

Gemüsebrühe aufkochen. Kasseler, Zwiebelstücke, Lorbeerblätter und Pfefferkörner hineingeben und bei schwacher Hitze 30 Minuten kochen. Fleisch aus der Brühe heben. Zwiebeln und Lorbeerblätter entfernen. Fleisch in 1 cm große Stücke schneiden.

Geschälte Kartoffeln halbieren. Kohlrabi in große Würfel schneiden. Spitzkohl in grobe Stücke schneiden. Kartoffeln und Kohlrabi in der Brühe 15 Minuten kochen. Spitzkohl nach 5 Minuten hinzugeben. Mit Pfeffer würzen. Fleisch hinzugeben und aufkochen lassen.

Saure Sahne mit Muskat verrühren und separat zum Eintopf servieren.

SALATDRESSINGS

Standardsalatsauce ●●●●

1 kleine Zwiebel, ½ TL Senf, 1 TL Zucker, 1 EL Schnittlauch,
1 Päckchen Maggi Italienische Gewürzmischung,
1 Becher saure Sahne 10 %, 1 TL Pfeffer, 1 Prise Salz

Alle Zutaten zu einer Sauce verrühren. Geeignet für alle Salate außer Blattsalaten.

Standardsalatsauce für Blattsalate ●●●●●●● (6,5)

Zutaten wie bei Standardsalatsauce
Zuzüglich 1 EL Olivenöl

Alle Zutaten zu einer Sauce verrühren.

Italienische Salatsauce ●●●

1 EL Olivenöl, 4 EL Balsamicoessig, 2 EL Wasser,
1 TL Zucker, 1 kleine Zwiebel, 1 EL Schnittlauch, 1 EL Petersilie,
1 TL Pfeffer, 1 Prise Salz

Alle Zutaten zu einer Sauce verrühren. Geeignet für Tomatensalat und Blattsalate.

Joghurtsalatsauce weniger als ●

250 g Joghurt 0,1 %, Wasser nach Bedarf, ½ TL Olivenöl, 1–2 Knoblauchzehen, 1 Zwiebel, Saft einer halben Zitrone, 1 Päckchen Maggi Italienische Gewürzmischung oder einfach 10 Spritzer Maggi, 1 EL frische Kräuter nach Wahl, 1 TL Pfeffer, 1 Prise Salz

Alle Zutaten zu einer Sauce verrühren. Geeignet für alle Salate.

Knoblauch-Dip ●●

60 g Miracle Whip Joghurt 10 %, 60 g Joghurt 0,1 %, ½ TL Senf, 1 feingehackte Zwiebel, 1 gehackte Knoblauchzehe, ½ TL Petersilie, 50 ml Milch 1,5 % Fett, ½ TL Pfeffer, ½ TL Salz

Alle Zutaten in eine Schüssel geben. Mit dem Handrührgerät oder Mixer cremig rühren.

Honig-Knoblauch-Dressing ●●

6 EL Miracle Whip Joghurt 10 %, 3 TL Honig, 1 TL Senf, 1 Spritzer Tabasco, 3 EL Rotweinessig, 2 feingehackte Knoblauchzehen, 1 TL Worcestersauce, 1 TL Pfeffer, ½ TL Salz

Alle Zutaten mit einem Schneebesen kräftig verrühren. Passt sehr gut zu Salaten mit festen Blättern, z.B. Romana, Eisberg, Radicchio.

SALATE

Kartoffelsalat ●●●●●●●●●●● (10,5)

400 g Kartoffeln, 8 Essiggurken, ½ Bund Frühlingszwiebeln, ½ Tasse Gemüsebrühe, 1 Päckchen Salatfix vom Fleischer für Kartoffelsalat, 1 kleines Glas (250 g) Miracle Whip Balance 17 %, 2 EL Senf, 2 TL Zucker, 3 EL Petersilie, 1 TL Pfeffer, 1 TL Salz

Kartoffeln kochen, pellen und in Scheiben schneiden. Frühlingszwiebeln in Gemüsebrühe anbraten. Salatfix hinzugeben, kurz aufkochen lassen. Die Sauce über die Kartoffeln geben. Salatcreme mit Senf, Zucker, Salz, Pfeffer und Petersilie mischen und unterrühren. Essiggurken in Scheiben schneiden und unterheben.

Reissalat mit gegrillter Putenbrust weniger als ●

200 g Langkornreis, ½ l Wasser, 240 g Putenbrustfilet, 60 g Erbsen aus dem Glas, 60 g frische Paprika, 80 g Mandarinenstückchen aus der Dose, 1 TL Pfeffer, 1 TL Salz, 2 EL Kühne 7-Kräuter-Essig

Reis in Wasser gar kochen und abkühlen lassen.

Putenbruststreifen in einer Pfanne ohne Fett braten. Abkühlen lassen. Paprika würfeln. Erbsen abtropfen lassen. Alle Zutaten zusammen mit den Mandarinenstückchen vermengen und mit Pfeffer, Salz und Essig abschmecken.

Griechischer Bauernsalat ●●●●●●● (7)

1 Salatgurke, 5 mittelgroße Tomaten, 3 Paprika nach Wahl, 3 rote Zwiebeln, 100 g Schafskäse 40 % i. Tr., ½ EL scharfer Senf, 1 TL Olivenöl, 6 EL Weinessig, 3 EL Wasser, ½ Bund Schnittlauch, ½ TL Oregano, ½ TL Pfeffer, ½ TL Salz, ½ TL Zucker

Salatgurke heiß abwaschen und mit Schale in mundgerechte Stücke schneiden, Tomaten würfeln, Paprika in Streifen schneiden. Zwiebeln in Ringe schneiden. Schafskäse würfeln.

Senf, Öl, Essig, Wasser, kleingehackten Schnittlauch und Gewürze zu einer Salatsauce verrühren. Alle Zutaten hinzugeben und gut durchmengen.

Mexikanischer Salat ○

1 Dose Kidneybohnen 325 g, 1 kleine Dose Mais, 1 gelbe Paprika, 1 grüne Paprika, 1 rote Paprika, 5 Tomaten, 1,5 EL scharfer Senf, 5 EL Kühne 7-Kräuter-Essig, 100 ml Wasser, 1 TL Pfeffer, 1 TL Salz

Bohnen und Mais abtropfen lassen, Paprika und Tomaten in Streifen schneiden.

Senf, Kräuteressig, Wasser, Pfeffer und Salz zu einer Salatsauce verrühren. Alle Zutaten hineingeben und kräftig mischen.

Lauchsalat à la Gießener Stube ●●●●●●●●●●● (10,5)

500 g Lauch, 1 Karotte, 1 Apfel, 250 g Miracle Whip Balance 17 %, 150 g Joghurt 0,1 %, jeweils 1 Prise Zucker, Salz und Pfeffer

Das Grüne vom Lauch entfernen. Lauchstiele in sehr feine Ringe schneiden. Die geschälte Karotte fein reiben. Den Apfel entkernen und in dünne Stückchen schneiden.

Miracle Whip mit dem Joghurt mischen. Dann alle Zutaten mischen. Vor dem Servieren im Kühlschrank 2 Stunden ziehen lassen.

ALTERNATIVE:
Anstelle des Apfels können Sie je nach Geschmack 1 kleine Dose Ananas (314 ml) oder Mandarinen verwenden. Und wiederum je nach Geschmack den Dosensaft hinzufügen.

Brechbohnensalat weniger als ●

2 Gläser Brechbohnen, 3 große Tomaten, 2 TL getrocknetes Bohnenkraut, Zutaten für Joghurtsalatsauce (siehe Seite 90)

Bereiten Sie die Joghurtsalatsauce zu. Geben Sie das Bohnenkraut hinein. Gut verrühren.

Die Tomaten in Würfel schneiden. In die Salatsauce geben und gut verrühren. Die Brechbohnen abtropfen lassen und unterheben.

Schichtsalat ●●●●●●●●● (9)

200 g Lauch, 200 ml Wasser, 120 g Sellerie aus dem Glas, 120 g Ananas aus der Dose (ungezuckert), 120 g Leerdamer leicht 28 % i. Tr., 120 g gekochter Schinken, 250 g Miracle Whip Joghurt 10 %, ½ TL Pfeffer, ½ TL Salz

Lauch in dünne Scheiben schneiden und in Wasser blanchieren. Sellerie und Ananas abtropfen lassen und in gewünschte Größe schneiden. Käse und Schinken in Streifen schneiden. Alle Zutaten mit der Salatcreme vermischen. Mit Pfeffer und Salz würzen. Etwas durchziehen lassen.

Mozzarella-Tomate ●●●

8 kleine Tomaten, 150 g Mozzarella light 8,5 %, 1 Knoblauchzehe, 3 EL Balsamicoessig, 1 Bund frisches Basilikum, Pfeffer und Salz nach Bedarf

Tomaten und Käse in Scheiben schneiden. Dann abwechselnd schichtweise auf eine Platte legen. Gut mit Pfeffer und Salz würzen. Mit gehacktem Knoblauch bestreuen. Mit Essig beträufeln. Die grob gehackten Basilikumblätter drüberstreuen.

Empfehlung: frisches Ciabattabrot

Rettichsalat ●●●●●● (6)

4 große Rettiche, 1 Becher saure Sahne, 500 g Joghurt 0,1 %, 4 EL Weinessig, ½ TL Pfeffer, 2 TL Salz, 1 Prise Zucker

Rettiche raspeln und eine halbe Stunde in lauwarmes Salzwasser legen. Ausdrücken. Saure Sahne und Joghurt mit Weinessig, Pfeffer, Salz und einer Prise Zucker gut verrühren. Rettich unterheben.

VOM SCHWEIN

(Gerichte mit Kochschinken finden Sie unter Gemüse & Co.)

Jägerschnitzel ●●●●●●●●●● (10)

4 Schweineschnitzel à 150 g, ½ TL Pfeffer, ½ TL Salz, 1 EL Olivenöl, 500 g TK-Champignons oder 1 Dose Champignons 1. Wahl, 2 Beutel Meisterklasse Jäger-Sauce, ½ l Wasser, ½ Becher saure Sahne 10 %

Schnitzel salzen und pfeffern. In einer beschichteten Pfanne in dem Olivenöl von beiden Seiten je 5 Minuten braten. Schnitzel warm stellen.

Champignons in dem Bratfett andünsten. Mit Wasser ablöschen. Die Jägersauce nach Anleitung einrühren und 10 Minuten kochen. Saure Sahne unterheben. Die Sauce auf den Schnitzeln anrichten.

Empfehlung: Kartoffeln und Salat

Zigeuner-schnitzel ●●●●●●●●●●●●● (13)

4 Schweineschnitzel à 150 g, ½ TL Pfeffer, ½ TL Salz, 4 EL Mehl, 2 EL Olivenöl, 3 bunte Paprikaschoten, 1 Zwiebel, 2 EL Weißwein, 200 ml Wasser, 1 Päckchen Delikatess-Rahmsauce zum Braten

Die Schnitzel mit Pfeffer und Salz würzen. Anschließend in Mehl wenden. Pfanne mit Olivenöl erhitzen. Die Schnitzel von beiden Seiten jeweils 5 Minuten braten, herausnehmen und warm stellen.

Die Zwiebel würfeln, Paprika in Streifen schneiden. Zusammen 5 Minuten dünsten. Das Wasser und den Wein aufgießen. Rahmsauce nach Anleitung einrühren und aufkochen.

Empfehlung: Kartoffeln und Salat

Paprika-Rahm-Schnitzel ●●●●●●●●●●●●● (13)

4 Schweineschnitzel à 150 g, ½ TL Pfeffer, ½ TL Salz, 2 EL Olivenöl, ½ rote Paprikaschote, ¼ l Wasser, 1 Päckchen Delikatess-Rahmsauce zum Braten, 1 EL Sahne

Die Schnitzel mit Pfeffer und Salz würzen. Anschließend in Mehl wenden. Eine Pfanne mit Olivenöl erhitzen. Die Schnitzel von beiden Seiten jeweils 5 Minuten braten, herausnehmen und warm stellen.

Die Paprika würfeln und kurz anbraten. Wasser hinzugießen und aufkochen. Rahmsauce einrühren. Sahne schlagen und unterrühren. Sauce über die Schnitzel geben.

Empfehlung: grüne Bandnudeln mit grünem Salat

Kräuter-Rahm-Schnitzel

●●●●●●●●●●●●●●●● **(16)**

4 Schweineschnitzel à 150 g, ½ TL Salz, ½ TL Pfeffer, 400 g Kartoffeln, 1 Beutel Fix für Kräuter-Rahm-Schnitzel, 50 ml Sahne, 50 g geriebener Edamer 30 % i. Tr.

Backofen auf 200 Grad vorheizen.

Geschälte Kartoffeln in dünne Scheiben schneiden und in eine Auflaufform legen.

Schnitzel pfeffern und salzen und auf die Kartoffeln legen. Fix für Kräuter-Rahm-Schnitzel nach Anleitung zubereiten. Sahne hinzufügen und aufkochen lassen. Die Schnitzel in der Auflaufform damit begießen. Käse darüberstreuen.

Im Backofen ca. 40 Minuten backen.

Empfehlung: Bandnudeln mit Salat

Pfefferschnitzel ●●●●●●●●●● **(10)**

4 Schweineschnitzel à 150 g, ½ TL Pfeffer, ½ TL Salz, 2 EL Olivenöl, 250 ml Wasser, 1 Beutel Meisterklasse Edelpilzsauce, 2 TL grüne Pfefferkörner

Die Schnitzel mit Pfeffer und Salz würzen. Eine Pfanne mit Olivenöl erhitzen. Die Schnitzel von beiden Seiten jeweils 5 Minuten braten, herausnehmen und warm stellen.

Das Wasser in der Pfanne erhitzen. Edelpilzsauce einrühren und aufkochen. Pfefferkörner hinzufügen. Sauce über die Schnitzel gießen.

Empfehlung: Kartoffeln und Salat

Schweinemedaillons in Morchel-Sahne-Sauce ●●●●●●●●● (9)

10 g getrocknete Morcheln, etwas Wasser, 450 g Schweinefilet, 1 TL Pfeffer, ½ TL Salz, 2 EL Olivenöl, 1 Packung Sauce béarnaise 250 ml

Morcheln nach gründlichem Waschen mehrere Stunden einweichen.

Filet häuten und in 2–3 cm dicke Scheiben schneiden. Mit Pfeffer und Salz würzen. In einer Pfanne mit dem Öl von beiden Seiten braten. Aus der Pfanne herausnehmen. Die Morcheln in dem Bratfett erhitzen. Sauce nach Anleitung zubereiten. Zusammen mit den Medaillons servieren.

Empfehlung: Spaghetti und Salat

Gegrillter Kasseler ●●●●●●●●● (9)

600 g Kasseler zum Grillen, 1 Blumenkohl, 1000 g Kartoffeln, 4 l Gemüsebrühe, 1 Päckchen helle Sauce

Backofen auf 180 Grad vorheizen. Kasseler ca. 35 Minuten grillen.

Blumenkohl in 2 l Gemüsebrühe bissfest kochen. Geschälte Kartoffelstücke in 2 l Gemüsebrühe garen. Sauce nach Anleitung zubereiten.

Koteletts mit Kräuterkartoffeln ●●●●●●●●●●● (10,5)

800 g Kartoffeln, 2 Zwiebeln, 1 Zweig Rosmarin, 2 Zweige Thymian, ½ Bund Petersilie, ½ TL Pfeffer, ½ TL Salz,
4 Schweinekoteletts vom Rücken (mager) à 150 g, ½ TL Pfeffer, ½ TL Salz, 1 TL Olivenöl

Geschälte Kartoffeln in große Würfel schneiden. Zwiebeln in Stücke schneiden. Rosmarin und Thymian von den Stielen zupfen. Petersilie hacken.

Koteletts mit Pfeffer und Salz würzen und in Olivenöl von jeder Seite 5 Minuten braten. Koteletts herausnehmen.

Kartoffeln mit den Zwiebeln in der Pfanne 15 Minuten unter Wenden braten. Kräuter hinzufügen. Mit Pfeffer und Salz würzen. Koteletts darauflegen und erwärmen.

Empfehlung: Gurkensalat

Putenbraten ●●●

1,2 kg Putenbrust, 1 TL Pfeffer, ½ TL Salz, 400 ml Wasser, 750 ml Gemüsebrühe, 200 g Kartoffeln, 1 Bund junge Möhren, 1 große Stange Porree

Putenbrust mit Pfeffer und Salz einreiben. Im vorgeheizten Backofen bei 175 Grad 90 Minuten braten. Ab und zu mit Brühe ablöschen, insgesamt mit 200 ml.

Kartoffeln vierteln, Möhren und Porree in schräge Stücke schneiden. 45 Minuten vor Ende der Garzeit zum Braten in die Fettpfanne legen und mitschmoren. Später restliche Brühe aufgießen.

Braten mit dem Gemüse auf einer Platte anrichten.

Putenschnitzel überbacken ●●●●●●● (7)

4 Putenschnitzel à 150 g, ½ TL Pfeffer, ½ TL Salz, 4 Scheiben Kochschinken, 12 Scheiben Tomaten, 200 g Mozzarella light 8,5 %

Schnitzel würzen, von beiden Seiten kurz anbraten. Dann in eine Auflaufform legen.

Jeweils mit Schinken, Tomaten und Käse belegen. Im Backofen bei 200 Grad überbacken, bis der Käse geschmolzen ist.

Empfehlung: Baguette

Putenoberkeule mit Sauce ●●●●●●●●●● (10)

1 Putenoberkeule ca. 800 g, ¼ l Wasser

FÜR DIE SAUCE:
2 Knoblauchzehen, 400 ml Tomatenketchup, 1 EL Paprika edelsüß, 2 TL Curry, 1 Prise Majoran, 1 Prise Rosmarin, 1 Prise Thymian, 1 EL Zitronensaft, 2 EL Weinessig, 2 EL Kognak, ½ TL Tabasco, ½ TL Pfeffer, ½ TL Salz

Alle Saucenzutaten mischen.

Von der Putenkeule alle Fettstückchen abschneiden. Die Haut mehrmals mit einer Gabel einstechen. So tritt das überschüssige Fett aus. Das Fleisch dann dick mit der Sauce bestreichen. In eine Bratform legen. Im vorgeheizten Backofen bei 200 Grad ca. 70 Minuten garen. Regelmäßig Wasser angießen, bei Bedarf etwas mehr. Putenkeule herausnehmen. Bratensatz mit restlicher Sauce aufkochen, abschmecken. Den Braten aufschneiden und die Sauce separat servieren.

Empfehlung: Klöße und Gemüse nach Wahl

Putengulasch ●●●

600 g Putenbrust, ⅛ l Gemüsebrühe, 400 g Champignons, 2 Bund Frühlingszwiebeln, 1 TL Pfeffer, ½ TL Salz, 1 Prise Thymian getrocknet, 1 Päckchen helle Sauce, 500 ml Wasser, ⅛ l Weißwein trocken, grober Pfeffer aus der Mühle, frische Thymianblätter

Putenbrust in Streifen schneiden. Champignons halbieren. Frühlingszwiebeln in Ringe schneiden. Fleischstreifen in Gemüsebrühe leicht anbraten. Champignons und Frühlingszwiebeln mit anbraten. Mit Pfeffer, Salz und Thymian würzen. Helle Sauce nach Anleitung zubereiten, zum Bratgut hinzufügen. Mit Wein abschmecken. Zugedeckt 10 Minuten schmoren.

Mit Pfeffer aus der Mühle und Thymianblättern bestreuen.

Empfehlung: Spätzle

Putengyros mit Tsatsiki ●●●●●

4 Putenschnitzel à 150 g, 2 Zwiebeln, 4 Knoblauchzehen,
1 TL Oregano, 1 TL Rosmarin, 2 TL Thymian, 1 EL Olivenöl

Tsatsiki: 300 g Quark 0,2 % Fett, 100 g Joghurt 0,1 % Fett,
½ Salatgurke, 5 Knoblauchzehen, 1 TL Kräuter Ihrer Wahl,
1 TL Pfeffer, 1 TL Salz

Putenschnitzel in feine Streifen schneiden, Zwiebeln in Ringe schneiden, Knoblauch fein würfeln. Diese Zutaten zusammen mit den Kräutern knusprig braten.

Tsatsiki: Quark und Joghurt mischen. Die Salatgurke raspeln. Knoblauchzehen pressen. Zusammen mit Kräutern, Pfeffer und Salz gut verrühren.

Empfehlung: Ciabatta

Putengeschnetzeltes Hawaii ●●●●●

4 Putenschnitzel à 150 g, 1 Bund Frühlingszwiebeln, 2 TL Curry, 1 kleine Dose Ananas, 1 Päckchen helle Sauce holländische Art, ¼ l Wasser, 1 TL Pfeffer, ½ TL Salz, ½ TL Zucker

Fleisch in feine Streifen schneiden. Frühlingszwiebeln in kleine Stücke schneiden. Zusammen anbraten. Mit Curry würzen. Helle Sauce nach Anleitung zubereiten und aufkochen lassen. Ananas mit Saft dazu geben. Nach Geschmack würzen.

Empfehlung: Reis

Putenspieße mit Ratatouille ●●

8 Holzspieße, 600 g Putenbrustfilet, 1 große Zwiebel, 3 Paprika Ihrer Wahl, 1 Aubergine, 1 Zucchini, 1 Dose Tomaten, ½ l Gemüsebrühe, ½ TL Pfeffer, ½ TL Salz, 1 TL Paprikapulver rosenscharf

Putenfleisch in Würfel schneiden und auf Spieße aufstecken.

Putenspieße in beschichteter Pfanne von beiden Seiten ohne Öl anbraten. Aus der Pfanne herausnehmen. Zwiebel, Paprika, Aubergine und Zucchini würfeln und in der Pfanne anbraten. Mit Gemüsebrühe ablöschen und mit Pfeffer, Paprikapulver und Salz würzen. Die Tomaten hinzugeben, aufkochen lassen. Die Fleischspieße auf das Gemüse legen und ca. 10 Minuten köcheln.

Empfehlung: Reis

Chinesische Reispfanne ●●●●●●●● (8)

500 g Basmatireis, 2 l Wasser, 2 Putenschnitzel à 150 g,
2 Gläser Uncle Ben's Kanton asiatisch-würzig, 1 TL Pfeffer, ½ TL Salz

Reis nach Anleitung garen.

Fleisch in feine Streifen schneiden, ohne Öl in einer beschichteten Pfanne anbraten. 2 Gläser Uncle Ben's hinzufügen. Den Reis unterheben. Aufkochen lassen. Mit Pfeffer und Salz abschmecken.

Gebratene Hühnerleber mit Spinatrisotto ●●●●●●●●●● (10)

2 Zwiebeln, 1 Knoblauchzehe, 1 TL Olivenöl, 350 ml Wasser,
150 g Rundkornreis, 1 Beutel Maggi Spaghetti Napoli,
1 Packung tiefgefrorener Blattspinat, 1 EL Zitronensaft,
1 EL Parmesan, 350 g Hühnerleber, 1 EL Olivenöl,
½ TL Pfeffer, ½ TL Salz

Gewürfelte Zwiebeln und gehackten Knoblauch in einem Topf mit 1 TL Öl dünsten. Das Wasser und den Reis hinzufügen. Spaghetti Napoli nach Anleitung hinzufügen. Bei geringer Wärmezufuhr 10 Minuten quellen lassen. Ab und zu umrühren. Aufgetauten Spinat etwas zerkleinern und hinzugeben. Weitere 10 Minuten garen. Risotto mit dem Zitronensaft abschmecken. Vor dem Servieren mit Parmesan garnieren.

Die Hühnerleber in Streifen schneiden. In einer Pfanne mit 1 EL Öl braten. Mit Pfeffer und Salz würzen. Separat zu dem Risotto servieren.

Citrushähnchen ●●

4 Hähnchenbrustfilets à 150 g, 1 unbehandelte Zitrone, 1 EL Zitronensaft, 250 ml Wasser, 2 EL Hühnerbrühe, 300 g Blumenkohl TK, 300 g Möhren TK, 300 g Zuckerschoten, 2 Zwiebeln, ½ Bund Frühlingszwiebeln, 1 TL Pfeffer

Zitrone in Scheiben schneiden und eine Auflaufform damit auslegen. Filets halbieren, pfeffern und auf die Zitronenscheiben legen. Mit Zitronensaft beträufeln. Zuckerschoten putzen, Frühlingszwiebeln klein schneiden und mit dem Blumenkohl und den Möhren in einem Topf mit der Hälfte der Hühnerbrühe 10 Minuten kochen.

Backofen auf 250 Grad vorheizen. Das Fleisch mit der restlichen Brühe übergießen und bei 250 Grad 15 Minuten garen.

Empfehlung: Reis oder Baguette

Hühnerfrikassee ●●●●●

600 g Geflügelbrust, 1 ½ l Gemüsebrühe, 1 Päckchen helle Sauce holländische Art, 1 kleine Dose Erbsen, 200 g Spargel aus der Dose, ½ TL Pfeffer, ½ TL Salz

Das geschnetzelte Fleisch ca. ½ Stunde in 1 ½ l Gemüsebrühe leicht köcheln. ¼ l Gemüsebrühe rausnehmen und die helle Sauce in einem separaten Topf nach Anleitung anrühren. Aufkochen lassen. Das Fleisch abtropfen lassen, in die Sauce geben. Die Erbsen und den kleingeschnittenen Spargel hinzugeben, weitere 5 Minuten leicht ziehen lassen. Mit Pfeffer und Salz würzen.

Hähnchen-Zwiebel-Rahm-Schnitzel ●●●●●●●●●●●●●● (14)

4 Hähnchenbrustfilets à 150 g,
2 Beutel Fix Zwiebel-Rahm-Schnitzel, 200 ml Wasser,
2 Becher saure Sahne 10 %, ½ TL Pfeffer, ½ TL Salz

Hähnchenbrustfilets in eine Auflaufform legen.

200 ml Wasser zum Kochen bringen und die 2 Beutel Fix Zwiebel-Rahm-Schnitzel einrühren und kurz aufkochen. Die saure Sahne bei schwacher Hitze unterrühren. Sauce über die Schnitzel gießen und im vorgeheizten Backofen bei 200 Grad ca. 20 Minuten backen.

Hähnchenbrustfilet mit frischem Paprika ●●●

4 Hähnchenbrustfilets ohne Haut à 150 g, 2 Zwiebeln, 6 Paprikaschoten Ihrer Wahl, 200 g Champignons, 1 ½ l Gemüsebrühe, 2 Päckchen Bratensauce, 1 TL Pfeffer, ½ TL Salz, 1 TL Paprikapulver rosenscharf, 1 Bund gemischte Kräuter

Hähnchenbrust in Streifen schneiden und zusammen mit den gehackten Zwiebeln anbraten. Mit Pfeffer, Salz und Paprika würzen. Paprikaschoten würfeln, Champignons in Scheiben schneiden. Beides hinzufügen, Gemüsebrühe angießen und mit Bratensauce binden. Die feingehackten Kräuter unterheben.

VOM RIND

Kräuter-Hackbällchen mit Möhrenragout ●●●●●●● (7)

1 kg junge Möhren, nach Wunsch 250 g Spargel, 5 Schalotten, 2 EL Halbfettbutter, ½ TL Zucker, 1 EL Zitronensaft, ½ TL Pfeffer, ½ TL Salz, 500 ml Wasser, 75 ml Weißwein
300 g Tatar, 1 EL Quark 0,2 % Fett, 1 EL frische Kräuter Ihrer Wahl, 1 EL Paniermehl, ½ TL Pfeffer, 1 TL Salz, 1 TL Öl,
75 g saure Sahne 10 %, 1 EL Mehl

Möhren schräg in Stücke schneiden. Spargel in Stücke schneiden. Schalotten in feine Ringe schneiden. Schalotten und Möhren in Butter andünsten. Mit Pfeffer, Salz, Zucker und Zitronensaft würzen. Mit Wasser und Wein ablöschen und zugedeckt 10 Minuten garen. Dann Spargel hinzufügen und 5 Minuten köcheln lassen.

Tatar, Quark, Paniermehl und gehackte Kräuter mit Pfeffer und Salz vermengen und zu Klößchen formen. In Öl bei mittlerer Hitze 5 Minuten anbraten.

Saure Sahne unter das Gemüse rühren und die Klößchen hineingeben.

Empfehlung: Reis

Kohlrouladen ●●●●●●● (7)

12 Weißkohlblätter, 1 l Salzwasser, 600 g Tatar, 1 Brötchen, 1 Zwiebel, etwas Wasser, 1 Ei, 1 TL Pfeffer, ½ TL Salz, 1 TL Senf, Zahnstocher, 1 Beutel Fix für Rouladen

Weißkohlblätter 5 Minuten kochen und abtropfen.

Brötchen in Wasser einweichen und ausdrücken. Zwiebel würfeln. Mit dem Tatar und dem Ei zu einem Hackfleischteig verarbeiten. Mit Pfeffer, Salz und Senf würzen.

Je 3 Kohlblätter aufeinanderlegen. Das Hackfleisch darauf verteilen. Rollen und zusammenstecken.

Fix für Rouladen nach Anleitung zubereiten. Kohlrouladen hinzufügen und zugedeckt ca. 35 Minuten schmoren.

Empfehlung: Kartoffeln

Hackbraten auf dem Backblech ●●●●●●●●●●●●●• (13,5)

Alufolie, 1 kg Tatar, 2 Beutel Fix für Hackbraten, 300 g TK-Mischgemüse, 2 TL Olivenöl

Backofen auf 200 Grad vorheizen. Backblech mit Alufolie auslegen. Rand bedecken. Folie mit Öl bestreichen.

Tatar mit Gemüse mischen. Hackbraten-Fix nach Anleitung zubereiten. Zur Hackfleischmasse hinzugeben. Alles mischen. Die Masse auf das Blech streichen

Im Backofen 30 Minuten backen. Nach dem Auskühlen in 16 Stücke schneiden.

Empfehlung: Kartoffelbrei und grüner Salat

Hackfleischbrötchen überbacken ●●●●●●●●●●●● (12)

6 Baguettebrötchen, 2 bunte Paprikaschoten, 1 Beutel Fix für Hackbraten, 125 ml Wasser, 150 g Leerdamer leicht 28 % i. Tr., ½ TL Pfeffer, ½ TL Salz, 500 g Tatar

Backofen auf 200 Grad vorheizen. Brötchen halbieren.

Paprikaschoten würfeln. Hackbratenfix nach Anleitung in Wasser einrühren. Käse würfeln. Alles zusammen mit dem Tatar kräftig mischen. Mit Pfeffer und Salz würzen.

Auf die Brötchenhälften verteilen. Auf ein Backblech setzen. Ca. 15 Minuten überbacken.

Rindfleisch-Kartoffel-Topf ●●●

600 g Rindfleisch Oberschale, 750 g Kartoffeln, 4 geschnittene Möhren, ½ geschnittener Sellerie, 3 Stangen Porree in Scheiben geschnitten, 1,5 l Gemüsebrühe, Salz und Pfeffer nach Bedarf

Fleisch und geschälte Kartoffeln in 2 cm große Stücke schneiden. Gemüse zerkleinern. In großen Topf schichten. Gemüsebrühe aufgießen. Nach Belieben würzen. 2 Stunden dämpfen.

Empfehlung: Baguette

Spaghetti bolognese ●●●●●

250 g Spaghetti, 600 g Tatar, 1 Zwiebel, 1 Knoblauchzehe, 2 Päckchen Tomato al Gusto, 250 ml Gemüsebrühe, 1 TL Pfeffer, ½ TL Salz, 1 TL Oregano, 1 TL scharfes Paprikapulver, 1 EL Parmesan nach Wunsch

Spaghetti nach Anleitung kochen.

Tatar mit fein gehackter Zwiebel in einer beschichteten Pfanne anbraten. Knoblauch pressen und hinzugeben. Tomato al Gusto hineingeben. Gemüsebrühe hinzufügen. Alles gut verrühren. Mit Gewürzen abschmecken.

Je nach Geschmack mit Parmesan bestreuen.

1 EL Parmesan = 2 Fettpunkte

Chili con Carne ●●●●●● (6)

600 g Tatar, 1 große Gemüsezwiebel, 2 Dosen Kidneybohnen, 1 Minidose Mais, 1 große Dose ganze geschälte Tomaten, ½ TL Pfeffer, ½ TL Salz, 1 Päckchen Maggi Fix Chili con Carne

Tatar mit gewürfelter Zwiebel in beschichteter Pfanne ohne Öl anbraten. Tomaten hinzufügen. Maggi Fix nach Anleitung zubereiten. Alles ca. 20 Minuten köcheln. Bohnen und Mais dazugeben und 5 Minuten ziehen lassen.

Empfehlung: Weißbrot

Gefüllte Zucchini ●●●●●●●●●●●● (11,5)

4 Zucchini, 200 g Tomaten, 600 g Tatar, 1 Zwiebel, 100 g geriebener Käse 30 % i. Tr. Fett, 2 Päckchen helle Sauce, 1 TL Pfeffer, 1 TL Salz, etwas Muskat

Zucchini halbieren und aushöhlen. Tatar mit feingehackter Zwiebel in beschichteter Pfanne ohne Öl anbraten. Zucchinifleisch und Tomaten fein würfeln und dazugeben. Würzen. Masse in die Zucchinihälften füllen und in eine Auflaufform legen. Mit Käse bestreuen.

Helle Sauce nach Anleitung zubereiten und darübergießen.

Im Backofen ca. 25 Minuten bei 200 Grad garen.

Empfehlung: Reis

FISCH

Seelachsfilet in Kräutersauce ●●●●●●●●● (9)

800 g Seelachsfilet, 1 Zitrone, 1 TL Pfeffer, 1 TL Salz, 1/8 l Gemüsebrühe, 2 Päckchen helle Sauce, 1 Becher saure Sahne, 1 EL Petersilie, 1 EL Dill, 1 EL Frühlingszwiebel

Fisch mit Zitronensaft beträufeln, pfeffern und salzen. In der Gemüsebrühe ca. 15 Minuten dünsten.

Sauce nach Anleitung zubereiten. Dill, Petersilie, Frühlingszwiebel und den Saft einer halben Zitrone unterrühren. Kurz vor dem Servieren die saure Sahne unterheben. Den Fisch in der Sauce leicht erwärmen.

Empfehlung: Pellkartoffeln

Gemüsepfanne mit Seelachsfilet ●●

300 g Blumenkohl, 300 g Broccoli, 2 Stangen Lauch,
300 g Champignons, 1 TL Pfeffer, 1 TL Salz, 1 TL Öl,
¼ l Gemüsebrühe, 600 g Seelachsfilet, 1 EL Zitronensaft,
½ Bund Dill

Gemüse klein schneiden. Lauch mit 1 TL Öl dünsten. Gemüse hinzugeben. Gemüsebrühe hinzufügen. Pfeffern und Salzen. 5 Minuten dünsten. Die Seelachsfilets in mundgerechte Stücke schneiden, mit Zitronensaft beträufeln und würzen. Die Fischstücke unter das Gemüse heben und bei geschlossenem Deckel 5 Minuten garen. Mit feingehacktem Dill bestreuen.

Empfehlung: Vollkornreis

Fischgulasch ●●

600 g Seelachsfilet, 2 Zwiebeln, 2 rote Paprikaschoten,
2 gelbe Paprikaschoten, 3 Tomaten, 1 EL Tomatenmark,
1 TL Pfeffer, 1 TL Salz, 1 TL Paprikapulver rosenscharf,
1 Päckchen Bratensauce

Zwiebeln und Paprika würfeln und andünsten. Tomaten klein schneiden, dazugeben.

Mit Tomatenmark, Pfeffer, Salz und Paprikapulver würzen. Bratensauce nach Anleitung zubereiten und über das Gemüse gießen. Die Fischfilets in Stücke schneiden und auf das Gemüse geben. Bei geschlossenem Deckel 10 Minuten dünsten.

Empfehlung: Reis oder Kartoffeln

Fischgratin mit Blattspinat ●●●●●●●●●● (10)

600 g Seelachsfilet, 1 TL Pfeffer, 1 TL Salz, 1 EL Zitronensaft, 500 g Blattspinat TK, ½ TL Muskat, 1 Zwiebel, 1 Knoblauchzehe, 500 ml Milch 1,5 %, 1 EL Mehl, ¼ l Gemüsebrühe, 3 Tomaten, 10 Scheibletten leicht 25 % Fett i. Tr.

Fischfilet pfeffern und salzen, mit Zitronensaft beträufeln und in eine Auflaufform legen.

Spinat mit Pfeffer, Salz und Muskat würzen, Zwiebel in kleine Würfel schneiden, Knoblauchzehe pressen. Alle Zutaten 5 Minuten dämpfen.

3 EL Milch mit dem Mehl anrühren. Restliche Milch aufkochen und mit der angerührten Milch abdicken. Gemüsebrühe hineingeben. Unter ständigem Rühren 5 Scheiben Schmelzkäse darin auflösen.

Den Spinat über den Fisch geben, die Sauce darübergießen. Mit in Scheiben geschnittenen Tomaten belegen. Mit restlichem Schmelzkäse abdecken und 25 Minuten bei 180 Grad überbacken.

Kabeljaufilet in Currysauce ●●●●

600 g Kabeljaufilet, 1 TL Salz, 1 TL Pfeffer, 1 EL Öl, 2 Zwiebeln, 2 Knoblauchzehen, 4 EL Tomatenmark, 1 EL Weißweinessig, ½ TL Curry, ½ TL Chilipulver

Den Fisch salzen und pfeffern, in Streifen schneiden und 5 Minuten mit ½ TL Öl braten. Wasser hinzugeben und 15 Minuten zugedeckt schmoren.

Zwiebel in dünne Scheiben schneiden und 5 Minuten mit ½ TL Öl braten. Knoblauch pressen und hinzugeben. Tomatenmark, Essig, Curry und Chilipulver in einem Topf einköcheln, bis eine leicht eingedickte Sauce entsteht. Den Fisch auf einer Platte oder einem Teller anrichten, Sauce darübergeben und servieren.

Empfehlung: Reis und Salat

Kabeljau in Zitronensauce ●

1 Bund Schalotten, 3 Knoblauchzehen, ⅛ l Gemüsebrühe, 250 ml Wasser, 2 EL Fischfond im Glas, 1 gehäufter EL Zucker, 2 EL Sojasauce, 2 EL Zitronensaft, 1 TL Chilipulver, 1 TL Pfeffer, ½ TL Salz, 3 EL Mondamin Fix-Saucenbinder für helle Sauce, 600 g Kabeljaufilet, 1 TL Fischgewürz

Schalotten und Knoblauchzehen fein würfeln, in Gemüsebrühe anbraten und mit Wasser ablöschen. Fischfond, Zucker, Sojasauce, Zitronensaft, Chilipulver, Pfeffer und Salz hinzufügen. Mit Saucenbinder nach Anleitung abbinden.

Die Fischfilets mit Fischgewürz würzen und hineinlegen. 5 Minuten bei geschlossenem Deckel garen.

Empfehlung: grüne Bandnudeln

Kabeljaufilet auf Gemüse ●●●●●●

4 Kabeljaufilets à 150 g, ½ TL Pfeffer, ½ TL Salz, 1 EL Butter, 300 g Kohlrabi, 300 g Möhren, 2 große Zwiebeln, 1 EL Olivenöl, 200 ml Gemüsebrühe, 1 Tomate, 1 EL Petersilie

Backofen auf 200 Grad vorheizen. Geputzten Kohlrabi und geputzte Möhren in Stifte schneiden. Zwiebeln würfeln und in einem Topf mit dem Öl glasig dünsten. Kohlrabi und Möhren 5 Minuten dünsten. Gemüsebrühe aufgießen und zugedeckt weitere 10 Minuten kochen.

Die Filets waschen, trocken tupfen und mit Pfeffer und Salz würzen. Mit der Butter eine Auflaufform einfetten. Das Gemüse hineingeben. Den Fisch darauf verteilen. Auflaufform zudecken. Im Backofen 15–20 Minuten backen.

Die Tomate in kleine Würfel schneiden und mit der Petersilie mischen. Über das Fischfilet geben und servieren.

Empfehlung: Pellkartoffeln

Zanderfilet mit gebratenem Spargel ●●●●●

1 kg Spargel frisch oder TK, 5 Schalotten, 6 Tomaten, 6 Stiele Thymian, 6 EL Orangensaft, 1½ EL Olivenöl, 600 g Zanderfilet, 1 EL Zitronensaft, 2 Knoblauchzehen, 1 TL Pfeffer, 1 TL Salz

Geschälten Spargel schräg in Stücke schneiden. Schalotten in feine Ringe schneiden. Tomaten in dünne Spalten schneiden, Thymianblätter abzupfen. Schalotten in 1 TL Olivenöl anbraten. Spargel mit anbraten. Tomaten dazugeben. Knoblauchzehen pressen und mit Orangensaft verrühren. Damit den Spargel ablöschen und 10 weitere Minuten garen. Mit Thymian bestreuen.

Fischfilet in Stücke schneiden, mit Zitrone beträufeln und in 1 EL Olivenöl von beiden Seiten 7 Minuten braten. Mit Pfeffer und Salz würzen.

Spargelgemüse mit dem Fisch auf einer angewärmten Platte anrichten.

Empfehlung: Pellkartoffeln

Gebackene Scholle mit Krabben ●●●●●

4 Schollen à 200 g, 2 EL Zitronensaft, 1 TL Pfeffer, 1 TL Salz, 4 EL Mehl, 1½ EL Olivenöl, 2 Zwiebeln, 1 Bund Petersilie, 200 g Krabben, ½ TL Pfeffer, ½ TL Salz, Zitronenstückchen

Schollen mit 1 EL Zitronensaft beträufeln, mit Pfeffer und Salz würzen. Schollen in Mehl wenden und in 1 EL Olivenöl die helle Seite 3 Minuten braten, dann wenden und die dunkle Seite 5 Minuten braten. Schollen herausnehmen und auf vorgewärmte Teller legen.

Zwiebeln in feine Ringe schneiden, Petersilie hacken. Zwiebelringe in einem TL Olivenöl glasig dünsten. Krabben und Petersilie hinzugeben und erwärmen. Mit Pfeffer, Salz und restlichem Zitronensaft würzen. Über die Schollen verteilen und mit Zitronenstücken garnieren.

Empfehlung: Kartoffeln und Salat

PIZZA

Pizza

300 g Mehl, 20 g Hefe, 1 TL Salz, 125–250 ml Wasser

Belag:
1 Dose Tomaten, 1 TL Salz, 2 TL Oregano, 1 Zwiebel, 1 Paprika, Peperoni aus dem Glas, 1 Dose Champignons, geschnitten, Geflügelsalami, Schinken nach Wunsch, 200 g Mozzarella light

FETTPUNKTEAUFSTELLUNG

1 Scheibe Geflügelsalami 20 g	●●●●●	
1 Scheibe Kochschinken 20 g	●	
Käse, 100 g, 30 % i. Tr.	●●●●● ●●●●● ●●●●●	**(15)**
Mozzarella light 100 g	●●●●● ●●●•	**(8,5)**
Teig	○	
Champignons	○	
Zwiebel	○	
Paprika	○	
Peperoni	○	
Tomaten	○	

Mehl, Hefe, Salz und Wasser zu einem Hefeteig verarbeiten. Zugedeckt 1 Stunde an einem warmen Ort gehen lassen. Teig auf einem Backblech ausrollen.

Tomaten pürieren und mit Salz und Oregano würzen. Auf den ausgerollten Teig streichen.

Pizza nach Belieben mit Zwiebeln, Paprika, Peperoni, Champignons, Geflügelsalami oder Schinken belegen. Den Käse in dünne Scheiben schneiden und zum Schluss alles damit abdecken. Bei 180 Grad ca. 20 Minuten backen.

WILD

Wildgulasch ●●●●●●●●● (9)

600g Wildgulasch, ¼ l Wasser, ⅛ l Rotwein,
1 Beutel Fix Sauerbraten, ½ Becher saure Sahne

Wasser und Rotwein erwärmen. Fix für Sauerbraten nach Anleitung einrühren. Aufkochen. Gulasch hinzufügen. Zugedeckt ca. 90 Minuten garen. Gelegentlich umrühren. Saure Sahne vor dem Servieren unterheben.

Empfehlung: Semmelknödel und Rotkohl

GEMÜSE & CO.

Backofenkartoffeln ○

800 g Kartoffeln, Kräutersalz

Gut gewaschene Kartoffeln halbieren. Mit Kräutersalz nach Belieben würzen, auf einen Backrost legen und im vorgeheizten Backofen bei 250 Grad ca. 45 Minuten knusprig backen.

Curry-Broccoli-Pfanne ●●●

200 g hauchdünne Scheiben Kochschinken, 2 Zwiebeln, 2 Knoblauchzehen, 2 TL Curry, ½ l Gemüsebrühe, 400 g Reis, 500 g Broccoli TK, 4–5 Möhren frisch oder TK, 200 g Sojasprossen, ½ TL Pfeffer, ½ TL Salz, Sojasauce

Schinken würfeln, Zwiebeln und Knoblauch fein schneiden und in einer großen Pfanne ohne Öl oder einem Wok andünsten, Curry hinzugeben und anrösten. Die Gemüsebrühe und den Reis hinzugeben. Das Ganze ungefähr 15 Minuten garen. Gewaschene und zerkleinerte Broccoli- und Möhrenstückchen hinzugeben. Weitere 12–15 Minuten mitkochen. Die Sojasprossen unterheben. Weitere 5 Minuten garen. Pfeffern, salzen und mit 5–6 Spritzern Sojasauce abschmecken.

Curry in Kartoffel-Knoblauch-Bett ●●●●●●●●●● (10)

10 große Kartoffeln, 1 EL Curry, 4–5 Knoblauchzehen, 1 Bund Petersilie, ½ TL Pfeffer, ½ TL Salz, 4 EL Olivenöl

Kartoffeln 10 Minuten kochen und abkühlen lassen.

Marinade herstellen: Curry, gepresster Knoblauch, fein gehackte Petersilie, Pfeffer und Salz mit dem Olivenöl vermischen.

Kartoffeln in dicke Scheiben schneiden und in der Marinade wenden. Im Backofen 15 Minuten grillen, geeignet für die Grillsaison.

Empfehlung: Salat

Kartoffeln in Pfifferling-Sahne ●●●●●

800 g Kartoffeln, 1,7 l Gemüsebrühe, 750 g Pfifferlinge frisch, TK oder aus dem Glas, 200 g Kochschinken, 1 Bund Frühlingszwiebeln, ⅛ l Gemüsebrühe zum Anbraten, 1 Becher saure Sahne 10 % Fett, Pfeffer und Salz nach Bedarf, 1 EL Schnittlauch, 1 EL Petersilie

Kartoffeln schälen, vierteln und in Gemüsebrühe ca. 15 Minuten kochen. Pfifferlinge, gewürfelten Schinken, die kleingeschnittenen Frühlingszwiebeln und die vorgekochten Kartoffeln in Brühe anbraten. Saure Sahne unterheben und weitere 2 Minuten köcheln lassen. Mit Pfeffer und Salz abschmecken und mit frischen Kräutern bestreuen.

Wirsing in Tomatensauce ●●●●●●●●●●●●●●● (14,5)

1 großer Kopf Wirsing, 150 g Kochschinken, 2 große Zwiebeln, 5 EL Thomys Tomatenmark aus der Tube, ¼ l Gemüsebrühe, 1 EL Fondor, 1 EL Muskatnuss, Pfeffer und Salz nach Bedarf, 1 Becher süße Sahne, ¼ l Milch 1,5 % Fett

Schinken und Zwiebeln klein schneiden, in einen sehr heißen Topf geben, Tomatenmark hinzugeben, Gemüsebrühe aufgießen und das Ganze ca. 10 Minuten schmoren lassen.

Den Wirsing vierteln, waschen, abtropfen. Die Viertel auf das Schmorgut legen. Das Ganze mit 1 EL Fondor, Muskatnuss, Pfeffer und Salz bestreuen. Die Sahne mit der Milch verrühren und über den Wirsing gießen. Bei mittlerer Hitze ca. 10 Minuten und dann bei schwacher Hitze weitere 20 Minuten köcheln lassen.

Spargel im Schinkenmantel ●●●●●●● (6,5)

1000 g Spargel frisch oder TK, 1 l Gemüsebrühe, 1 TL Zucker, 16 Scheiben Kochschinken, 250 g Schmelzkäse 10 % Fett

Spargel in Gemüsebrühe mit Zucker ca. 20 Minuten garen.

Nach dem Kochen jeweils 2–3 Stangen in Schinken wickeln. Die Schinkenröllchen in eine Auflaufform legen. Mit Käse bedecken. Im Backofen bei 200 Grad überbacken, bis der Käse geschmolzen ist.

Gemüsevariation: z. B. Blumenkohl und Porree

Empfehlung: Baguette

Spargel mit kalter Sauce ●●●●●

1000 g Spargel frisch oder TK, Gemüsebrühe,
2 Becher saure Sahne 10 % Fett, 1 Becher Magerjoghurt,
1 Bund Schnittlauch, ¼ Bund Petersilie, ½ Bund Frühlingszwiebeln oder zwei kleine Zwiebeln, 1 TL Pfeffer, 1 TL Salz,
2 Stiele Zitronenkraut oder 1 TL Zitronensaft

Spargel in Gemüsebrühe ca. 20 Minuten kochen.

Saure Sahne mit Joghurt mischen. Alle Kräuter zerkleinern und unterheben. Pfeffern, salzen und mit Zitronenkraut oder Zitronensaft abschmecken.

Empfehlung: Pellkartoffeln

Spargel mit warmer Sauce und Rinderfilet ●●●●●●●●●●●● (12)

1000 g Spargel frisch oder TK, Gemüsebrühe, 600 g Rinderfilet,
½ TL Pfeffer, ½ TL Salz, 1 Päckchen Les Sauces Hollandaise

Spargel in Gemüsebrühe 20 Minuten garen.

Rinderfilet in Medaillons schneiden. Von beiden Seiten in einer beschichteten Pfanne ohne Öl 3 Minuten anbraten. Pfanne dafür stark erhitzen. Vor dem Servieren pfeffern und salzen.

Sauce hollandaise erwärmen.

ALTERNATIVE FÜR SAUCE ●●●●●●●● (7,5)
1 Päckchen Delikatess Sauce Hollandaise,
1 EL gehackter Schnittlauch, ½ Becher Crème légère

Helle Sauce nach Anleitung, anstatt Wasser Spargelbrühe verwenden. Mit Schnittlauch und Crème fraîche verfeinern.

Spargel auf Toast ●●●●●●●●●●● (10,5)

600 g weißen Spargel, 600 g grünen Spargel, Wasser,
1 TL Halbfettbutter oder Halbfettmargarine, 1 Prise Zucker,
1 EL Zitronensaft, 1 Beutel Delikatess Sauce Hollandaise,
150 g geriebenen Edamer 30 % i. Tr., 8 Scheiben Toast,
8 Scheiben gekochten Schinken

Backofen auf 200 Grad vorheizen.

Toastbrot toasten. Weißen Spargel schälen. Beim grünen Spargel evtl. den unteren Teil schälen. Wasser mit Butter, Zucker und Zitronensaft aufkochen. Weißen Spargel hinzufügen. Nach 10 Minuten grünen Spargel ebenfalls hinzufügen. Nach 10 Minuten Spargel abtropfen lassen.

Beutel Sauce hollandaise nach Anleitung zubereiten. Käse hinzugeben.

Toast auf 4 Teller legen. Mit je einer Scheibe Schinken belegen. Den Spargel darauf verteilen. Sauce hollandaise gleichmäßig auf Spargeltoast verteilen. Im Backofen bei 200 Grad ca. 15 Minuten überbacken.

Neue Kartoffeln mit Kräuterquark ●

1000 g neue Kartoffeln, 500 g Magerquark, frische Kräuter nach Wahl oder TK, 1 Bund Frühlingszwiebeln, ½ TL Pfeffer, 1 TL Kräutersalz, ⅛ l Milch 1,5 % Fett, 1 Knoblauchzehe

Neue Kartoffeln mit Schale waschen, halbieren, mit Kräutersalz bestreuen und im vorgeheizten Backofen bei 200 Grad 45 Minuten backen.

Quark mit gehackten Kräutern und kleingeschnittenen Frühlingszwiebeln, mit Pfeffer, Kräutersalz und Milch verrühren. Die Knoblauchzehe pressen, ebenfalls unterrühren.

Diese Backofenkartoffeln passen auch zu den Spargelgerichten. Um zu variieren, können Sie die Kartoffeln vor dem Servieren mit Frischkäse bestreichen.

Kartoffelauflauf mit verschiedenem Gemüse ●●●●●●●●●● (9,5)

800 g Kartoffeln, 2 l Gemüsebrühe, 500 g Broccoli, 1 kleiner Blumenkohl, 250 g TK-Erbsen, 250 g Karotten, 2 Päckchen helle Sauce, 250 g Schmelzkäse Light & fine 25 % i. Tr.

Gekochte Pellkartoffeln in Scheiben schneiden. Gemüse 10 Minuten in Gemüsebrühe kochen. Erbsen hinzufügen. 2 Minuten ziehen lassen. Abtropfen. Kartoffelscheiben und Gemüse in eine Auflaufform schichten. Helle Sauce nach Anleitung zubereiten. Schmelzkäse hineinrühren, aufkochen lassen und die Sauce über das Gemüse gießen. Im vorgeheizten Backofen bei 200 Grad 20 Minuten backen.

Neue Kartoffeln mit Mozzarella überbacken ●●●●●●● (7)

1000 g neue Kartoffeln, Gemüsebrühe, 1 TL Knoblauchsalz, 200 g Mozzarella light 8,5 %, 4 Tomaten, 1 EL Olivenöl, ½ TL Pfeffer, ½ TL Salz, 2 Knoblauchzehen, 2 EL Basilikum frisch oder TK

Neue Kartoffeln mit Schale in Gemüsebrühe garen. Nach dem Kochen halbieren.

Käse in dünne Scheiben schneiden. Tomaten in kleine Würfel hacken, Olivenöl hinzufügen und mit Gewürzen und Kräutern vermischen. Jede Kartoffelhälfte mit dem Tomatenmus gut gehäuft bestreichen, mit einer Scheibe Käse belegen. Im vorgeheizten Backofen bei 200 Grad überbacken, bis der Käse geschmolzen ist. Variante: Kartoffelhälften gegen Baguette austauschen.

Soja-Klößchen Bologneser Art ●●●●

500 g Nudeln, Gemüsebrühe, 1 Packung Hensel Soja-Kost Fertig-Mix nach Hackfleischart mit 2 Beuteln à 100 g, 1 Ei, 2 dicke Zwiebeln, ½ TL Öl, 2 Dosen Tomaten à 425 ml, 200 ml Wasser, 2 Beutel Bolognese Fix

Nudeln in Gemüsebrühe garen. Soja-Klößchen-Teig nach Anleitung anrühren, das Ei unterheben. Feingehackte Zwiebeln in Öl anbraten. Tomaten hinzugeben und pürieren. Mit Wasser ablöschen. Aufkochen lassen. Bolognese Fix nach Anleitung einrühren. Kurz aufkochen lassen.

Die aus der Sojamasse geformten Klößchen in dieser Sauce 10 Minuten bei schwacher Hitze ziehen lassen.

Empfehlung: Tomatensalat

Spaghetti mit Mozzarella-Tomaten-Sauce ●●●●●◐ (5,5)

500 g Spaghetti, Gemüsebrühe, 1 Bund Frühlingszwiebeln, 1 große Dose geschälte Tomaten, 4 große Knoblauchzehen, 1 Bund Basilikum, 250 g Mozzarella light 8,5 %, 1 TL Pfeffer, 1 TL Salz

Spaghetti in Gemüsebrühe nach Anleitung garen.

Geschnittene Frühlingszwiebeln in beschichteter Pfanne leicht andünsten. Tomaten hinzufügen. Mit Pfeffer, Salz und kleingehackten Knoblauchzehen würzen. Basilikum hacken und die Hälfte unterrühren. 15 Minuten köcheln. Mozzarella in kleine Würfel schneiden und in die Sauce geben, bis die Würfel leicht geschmolzen sind. Mit dem restlichen Basilikum bestreuen.

Spaghetti in Sahnesauce ●●●●●●●●●● (10)

500 g Nudeln, 200 g Kochschinken, 400 g frische Champignons, 1 Päckchen helle Sauce, ½ Becher Sahne

Nudeln nach Anleitung kochen.

Schinken in feine Streifen schneiden. Champignons in Scheiben schneiden. Zusammen in einer beschichteten Pfanne ohne Öl anbraten.

Helle Sauce nach Anleitung zubereiten. Die Sauce zu Schinken und den Champignons hinzufügen. Sahne unterrühren. Kurz ziehen lassen.

Gnocchi mit Tomatensauce **weniger als ●**

500 g Gnocchi, ½ Bund Frühlingszwiebeln,
1 Packung Knorr Tomato Al Gusto, 1 TL Pfeffer, 1 TL Salz,
1 TL Basilikum getrocknet oder frisch

Gnocchi nach Anleitung zubereiten. Abgießen.

Frühlingszwiebeln klein schneiden und in einer beschichteten Pfanne ohne Öl andünsten. Tomato al Gusto hinzugeben. Pfeffern, salzen und mit Basilikum abschmecken.

Gnocchi mit Paprika ●●●●●●●● **(8)**

500 g Gnocchi, 1 große Zwiebel, 2 Knoblauchzehen,
1 rote Paprika, 1 grüne Paprika, 2 Äpfel, 1 EL Olivenöl,
500 ml Gemüsebrühe, 1 EL Saucenbinder für helle Saucen,
1 Becher Crème légère, ½ TL Pfeffer, 1 TL Salz,
1 EL gehackte Petersilie

Gnocchi nach Anleitung kochen.

Zwiebel in Ringe schneiden, Knoblauch pressen, Paprika würfeln und Äpfel in Spalten schneiden. Das Öl in einem Topf erhitzen und alles darin anbraten. Gemüsebrühe aufgießen. Mit dem Saucenbinder andicken. Crème fraîche unterheben und mit Pfeffer und Salz abschmecken.

Petersilie darüberstreuen.

Empfehlung: grüner Salat

Bunter Nudelauflauf ●●●●●●●●●●●● (12)

160 g Gabelnudeln, 2 Päckchen helle Sauce,
200 g Schmelzkäse Light & fine 25 % i. Tr., 1 TL Pfeffer, 1 TL Salz,
120 g Kochschinken, 300 g Erbsen und Möhren TK, 200 g Broccoli,
100 g Mozzarella light 8,5 %

Nudeln nach Anleitung garen.

Helle Sauce nach Anleitung zubereiten. Schmelzkäse unter ständigem Rühren darin auflösen. Mit Pfeffer und Salz würzen.

Schinken in dünne Streifen schneiden. Nudeln, Gemüse und Schinken in eine Auflaufform schichten. Sauce darübergießen. Mit Mozzarellascheiben belegen. Im vorgeheizten Backofen bei 180 Grad 20 Minuten backen.

Steinpilzrisotto ●●●●

400 g Reis, 60 g getrocknete Steinpilze, 1 Bund Schalotten,
1 EL Olivenöl, 500 ml Weißwein, 1 l Wasser, 250 ml Gemüsebrühe,
60 g Parmesan, 1 TL Salz, 1 TL Pfeffer

Steinpilze nach Anleitung 3 Stunden einweichen.

Schalotten fein schneiden und in Olivenöl andünsten. Reis roh dazugeben und glasig dünsten. Den Reis mit Weißwein ablöschen und mit ca. 250 ml Gemüsebrühe angießen. Aufkochen lassen. Pilze mit Einweichwasser hinzugeben. Auf kleiner Flamme ca. 30 Minuten köcheln lassen. Immer wieder Wasser angießen. Der Reis muss die Flüssigkeit aufnehmen, mit Salz und Pfeffer abschmecken. Beim Servieren mit Parmesan bestreuen.

Käse-Spätzle ●●●●●●●●●●●●●●● (14,5)

500 g Spätzle 2,5 % Fett, Gemüsebrühe,
300 g geriebener Edamer 30 % Fett i. Tr.,
1 TL Pfeffer, ½ TL Salz

Spätzle in Gemüsebrühe kurz garen. Abschütten.

Spätzle in eine stark erhitzte Pfanne geben. Käse unterrühren. Würzen. Wenn der Käse geschmolzen ist, heiß servieren.

Empfehlung: Blattsalat

SÜSSE LECKEREIEN

Reisbrei ●●●●

500 g Reis, 1 l Milch 1,5 %, Zimtzucker

Reis nach Packungsanleitung mit Milch kochen.
Mit Zucker und Zimt bestreuen.

Empfehlung: Obst der Saison

Grießbrei ●●●●

500 g Grieß, 1 l Milch 1,5 %, Zimtzucker

Grieß nach Packungsanleitung mit Milch kochen.
Mit Zucker und Zimt bestreuen.

Empfehlung: frische Erdbeeren oder Obst der Saison

Grießflammeri ●●

500 ml Milch 1,5 %, 35 g Grieß, 20 g Zucker, 100 g Erdbeeren

Milch, Grieß und Zucker in einem Topf aufkochen. Danach bei geringer Hitze quellen lassen.

Pürierte Erdbeeren zuckern und auf das Grießflammerie geben.

Quarkauflauf mit Äpfeln ●●●●

500 g Quark 0,2 % Fett, 60 g Grieß, 40 g Zucker, 2 Eiweiß, 2 Eigelb, 1 TL Backpulver, 400 g Äpfel

Quark, Grieß, Zucker und Eigelb verrühren. Eiweiß steif schlagen und unterheben. Backpulver unterrühren. Die Äpfel sehr klein schneiden und unter die Quarkmasse heben. Alles in eine Auflaufform geben. Im Backofen ca. 35 Minuten bei 180 Grad backen.

Rote Grütze mit Vanillesauce ●●

200 ml Fruchtsaft, 20 g Stärke, 160 g Himbeeren frisch oder TK, 160 g Erdbeeren frisch oder TK, 1 EL Zucker, Dr. Oetker Dessert Vanillesauce zum Kochen, ½ l Milch 1,5 % Fett

2 EL Fruchtsaft mit der Stärke verrühren. In einem Topf die Früchte in dem restlichen Saft erhitzen. Die angerührte Stärke und den Zucker einrühren und aufkochen lassen. In Dessertschalen füllen und abkühlen lassen.

Dr. Oetker Vanillesauce nach Anleitung mit Milch zubereiten. Mit der Grütze warm servieren.

Schnelle Quarknachspeise **weniger als** ●

500 g Quark mit Früchten 0,2 % Fett, Früchte Ihrer Wahl, 1 TL Zimt

Früchte mundgerecht zerkleinern und unter die Quarkmasse heben. Mit Zimt abschmecken.

Joghurt mit Früchten **weniger als** ●

500 g Joghurt 0,1 % Fett, Früchte Ihrer Wahl, 1 EL Zucker

Joghurt in eine Schüssel geben und verrühren. Zuckern. Früchte mundgerecht zerkleinern und unterheben.

Früchtejoghurt mit Quark ●

200 g Früchte der Saison, 500 g Joghurt 0,1 % Fett,
250 g Quark 0,2 % Fett, 4 EL Milch 1,5 % Fett, 1 EL Zucker

Joghurt, Quark und Milch verrühren. Früchte mundgerecht zerkleinern und dazugeben.

Mit Zucker abschmecken.

Birne in Schokoladensauce ● ● ●

Birnen aus der Dose, 700 ml Milch 1,5 % Fett,
1 Päckchen Schokoladenpudding, 200 ml Orangensaft, 1 TL Stärke

Pudding nach Anleitung zubereiten und abkühlen lassen. Die restlichen 200 ml Milch über den Pudding gießen und mit dem Mixer rühren, bis eine Schokoladensauce entsteht. Jeweils 2 Birnenhälften auf einen Dessertteller legen. Den Orangensaft mit der Stärke abbinden und über die Birnen verteilen. Die kalte Schokoladensauce darübergießen. Auf Wunsch können Sie die Schokoladensauce auch warm servieren.

Hefekuchen mit Obst ●● **bei 8 Stücken**

Bestellen Sie bei Ihrem Bäcker Hefeteig für 1 Blech, Obst Ihrer Wahl zum Belegen.

Rollen Sie den Teig aus und belegen ihn mit dem Obst. Im vorgeheizten Backofen bei 180 Grad ca. 40 Minuten backen.

HEFETEIG SELBST GEMACHT

250 g Mehl, 1 Prise Salz, 1 TL Zucker, ½ Päckchen Trockenhefe, ⅛ l Milch 1,5 % Fett, 1 Ei

Milch etwas erwärmen und aus allen Zutaten einen Teig herstellen. An einem warmen Ort etwa 45 Minuten gehen lassen. Ausrollen und mit Obst belegen. Im vorgeheizten Backofen bei 180 Grad ca. 40 Minuten backen.

LECKERES FÜR DIE GRILLSAISON

Knoblauchsauce ●●●●

3 Knoblauchzehen, 150 g Miracle-Whip-Joghurt 10 %, 1 TL Pfeffer, ½ TL Salz

Knoblauch pressen oder fein hacken. Miracle-Whip, Pfeffer und Salz mischen. Knoblauch unterheben.

Wenn Sie es feiner lieben, können Sie alle Zutaten im Mixer mixen.

Empfehlung: Passt zu allen Grillgerichten mit Fleisch.

Kräuterbutter weniger als ●●●●●●●●●●●● (12)

125 g Halbfett-Butter, 2 EL Kräuter Ihrer Wahl, ½ TL Kräuterbuttergewürz, ½ TL Knoblauchsalz, ½ TL Pfeffer, ½ TL Salz

Alle Zutaten im Mixer mischen.

FLEISCHMARINADEN

für ca. 600 g Fleisch

Paprika-Marinade ●●●●●

2 EL Olivenöl, 4 EL Zitronensaft, 3 EL Rosenpaprika, 2 gehackte Knoblauchzehen, 1 TL Pfeffer, ½ TL Salz

Alle Zutaten kräftig mischen.

Kräuter-Marinade ●●●●●●●● (7,5)

3 EL Olivenöl, 1 EL Zitronensaft, 1 TL getrockneter Thymian, 1 TL getrockneter Rosmarin, 1 große Zwiebel, 2 Knoblauchzehen, 1 TL Pfeffer, ½ TL Salz

Zwiebel fein hacken, Knoblauch pressen. Alle Zutaten kräftig miteinander verrühren.

Wild-Marinade ○

0,3 l Bier, 2 EL scharfes Paprikapulver, 2 EL Johannisbeermarmelade, 1 EL Senf, 1 TL schwarzer Pfeffer, ½ TL Salz

Alle Zutaten gut vermischen.

Ihr Wildfleisch einen Tag in der Marinade ziehen lassen. Kühl stellen.

Empfehlung: Passt auch zu Rinder- oder Schweinefilet.

Chili-Marinade ●●●

5 Chilischoten, 2 Knoblauchzehen, 2 EL Korianderkraut, 4 EL Honig, 2 EL milder Senf, 2 TL gemahlener Kümmel, Saft von 3 Limetten, 1 EL Balsamico-Essig, 1 EL Maiskeim- oder Sonnenblumenöl

Chilischoten ohne Stiel ca. 30 Minuten in warmem Wasser einweichen, dann abtropfen lassen. Alle Zutaten im Mixer zerkleinern. Bei laufendem Mixer das Öl langsam hineinträufeln lassen.

Fleisch beidseitig mit der Marinade bepinseln. Auf dem Grill von jeder Seite grillen.

Empfehlung: Eignet sich sehr gut für Geflügel, Scampi oder Schweinefleisch.

Grill-Beize ●●●●● (5)

2 EL Olivenöl, 1 EL Zitronensaft, ½ l trockener Rotwein, 1 TL Zucker, 1 EL Sojasauce, 1 TL Worcestersauce, 1 geriebene Zwiebel, 1 zerdrückte Knoblauchzehe, 1 TL Grillgewürz, 1 TL Pfeffer, ½ TL Salz

Alle Zutaten gut vermischen. Das Öl erst zum Schluss unterrühren. Das Fleisch ½ Stunde in der Marinade ziehen lassen.

Empfehlung: Passt zu allem Grillfleisch.

Grill-Sauce ●●●

1 Becher saure Sahne 10 %, 5 Radieschen, ½ Bund Frühlingszwiebeln, ½ TL Senf, 1 TL Zucker, 1 Päckchen Maggi Gewürzmischung Italien, ½ TL Pfeffer, ½ TL Salz

Alle Zutaten gut vermischen.

T-Bone-Steaks ●●●●●●●●●●●●●●● (14,5)

4 T-Bone-Steaks à 300 g, 1 EL Olivenöl, 1 TL Pfeffer, ½ TL Salz

Steaks mit Öl einreiben und 1½ Stunden im Kühlschrank ruhen lassen. Ca. 12 Minuten von beiden Seiten grillen. Erst nach dem Grillen mit Pfeffer und Salz bestreuen.

Empfehlung: Kräuterbutter

Grill-Spieß ●●●●●●●●●●● (11)

Holz- oder Metallspieße, 600 g Rinderlende, 2 EL Olivenöl, 2 Auberginen, 2 Zucchini, 1 große Zwiebel, 1 TL Grillgewürz, 1 TL Pfeffer, ½ TL Salz

Das Fleisch in Scheiben schneiden und mit der Hälfte Öl einreiben. Anschließend 15 Minuten ziehen lassen.

Auberginen in dicke Scheiben schneiden und salzen. Ca. 15 Minuten die Auberginen beschweren, damit die Bitterstoffe ausgeschwemmt werden. Auberginenscheiben abwaschen und trocken tupfen. Zucchini in dicke Scheiben schneiden. Zwiebel in Stücke schneiden.

Das Fleisch mit Grillgewürz bestreuen und pfeffern.

Abwechselnd Lendenscheiben mit Auberginen-, Zucchinischeiben und Zwiebelstücken auf die Spieße stecken. Die Spieße mit dem restlichen Olivenöl beträufeln. Unter ständigem Wenden ca. 10 Minuten grillen.

Mega-Spieß

FÜR SCHWEINEFILET: PRO 100 G ●●

FÜR RINDERFILET: PRO 100 G ●●●●

Holz- oder Metallspieße, 600 g Fleisch (Schweine- oder Rinderfilet), 2 große rote Paprika, 4 mittlere Zwiebeln

Paprika und Zwiebeln in Stücke schneiden.

Das Fleisch in Medaillons schneiden und im Wechsel mit Paprika und Zwiebeln auf die Spieße stecken. Langsam drehend in der Glut grillen.

Immer wieder mit der Marinade bepinseln. Das Fleisch bekommt so eine knusprige Kruste.

Empfehlung: Wild-Marinade

Gegrilltes Hühnchenfleisch ●●●●●●●●● (9)

600 g Hühnerbrustfilet, 3 EL Olivenöl, Cayennepfeffer, 1 EL Salz, 1 EL Pfeffer, 3 Stiele frischer Thymian oder 1 EL getrockneter Saft von ½ Zitrone, 4 Knoblauchzehen

Hühnchenfilets in der Marinade 2–3 Stunden im Kühlschrank ziehen lassen.

Filets ca. 15 Minuten auf dem Grill unter Wenden garen.

Knusprige Hähnchenspieße ●●●●●

Holzspieße, 4 Hähnchenbrustfilets à 200 g, 1 TL Pfeffer, ½ TL Salz, 2–3 EL mittelscharfer Senf, 1 EL Olivenöl, 1 EL Paprikapulver scharf, 1 EL Curry, 1 Msp. Muskatpulver, 1 EL Zucker, Saft von 2 Zitronen

Filets in 2 cm breite Streifen schneiden und mit Pfeffer und Salz würzen. Anschließend mit Senf einreiben.

Olivenöl, Paprikapulver, Curry, Muskatpulver und Zucker verrühren. Die Fleischstückchen damit einreiben. Mindestens 2 Stunden im Kühlschrank ziehen lassen.

Die Hähnchenstreifen auf Spieße stecken und nochmals mit der Marinade bestreichen. Auf dem Grill 6 Minuten scharf braten. Vor dem Servieren mit Zitronensaft beträufeln.

Ahornsirup-Hähnchen ●●●●●

800 g Hähnchenbrustfilet, 1 TL Pfeffer, ½ TL Salz, 1 EL Olivenöl

Marinade:

4 TL Ahornsirup, 2 TL Sambal olek (Chilipaste), 4 EL Weißwein, 1 ½ EL Apfelessig, 4 EL Apfelsaft, 3 TL Dijonsenf

Filets pfeffern und salzen. Mit dem Öl einreiben. Unter Wenden grillen.

Hähnchenfilets mit der Marinade während des Grillens oft bestreichen.

Spieße Provençales ●●●●●

Holzspieße, 1 kleine Aubergine, 2 kleine Zucchini, 2 gelbe Paprika, 1 Gemüsezwiebel, 12 Kirschtomaten, 2 EL Olivenöl, 2 TL Kräuter der Provence, 1 TL Pfeffer, 1 TL Salz

Auberginen in dicke Scheiben schneiden und salzen. Ca. 15 Minuten die Auberginen beschweren, damit die Bitterstoffe ausgeschwemmt werden. Auberginenscheiben abwaschen und trocken tupfen. Zucchini, Paprika und Zwiebeln in Stücke schneiden. Das Gemüse abwechselnd auf Spieße stecken. Ganze Kirschtomaten verwenden.

Das Öl, die Kräuter der Provence mit restlichem Salz und Pfeffer verrühren. Die Spieße damit bestreichen. Die Spieße bei mittlerer Hitze unter ständigem Wenden und Bestreichen 8 Minuten grillen.

Grill-Zwiebeln **weniger als** ●

15 kleine Zwiebeln, ½ TL Olivenöl, 1 TL Pfeffer, 1 TL Salz, Alufolie

Die Zwiebeln einzeln auf Alufolie legen. Mit Olivenöl bestreichen, pfeffern und salzen. Die Alufolie locker schließen und 15 Minuten grillen.

Grill-Mais ●

4 Maiskolben, 1 EL Halbfett-Butter, 1 TL Pfeffer, ½ TL Salz, Alufolie

Die Maiskolben mit Butter bestreichen, pfeffern und salzen. Die Kolben in Alufolie wickeln und ca. 20 Minuten grillen.

Maiskolben feurig ○

10 Maiskolben, Gemüsebrühe

Marinade:
2–3 Chilischoten, 2 Knoblauchzehen, ½ Zitrone, 6 EL Honig, 2 EL Sojasauce

Marinade herstellen: Chilischoten längs aufschneiden, entkernen und in kleine Streifchen schneiden. Knoblauch fein würfeln. Diese Zutaten zusammen mit dem Zitronensaft, dem Honig und der Sojasauce mischen.

Mais auf dem Grill mehrmals wenden, mit dieser Marinade bestreichen.

Gegrillte Auberginen ●

4 Auberginen, 1 TL Salz, 4 Knoblauchzehen, 4 EL Semmelbrösel, 4 EL Parmesan, 1 EL Halbfett-Butter

Auberginen in dicke Scheiben schneiden und salzen. Ca. 15 Minuten die Auberginen beschweren, damit die Bitterstoffe ausgeschwemmt werden. Auberginenscheiben abwaschen und trocken tupfen.

Knoblauchzehen fein hacken und mit Semmelbröseln, Parmesan und Butter mischen. Vor dem Grillen Auberginenscheiben in Semmelbröselmasse wenden. Auf einem geölten Rost ca. 5 Minuten von beiden Seiten grillen.

Forelle in der Folie ●

Alufolie, 4 küchenfertige Forellen à 150 g, Saft einer Zitrone, 1 TL Pfeffer, 1 TL Salz, 1 TL Halbfett-Butter, 4 Zweige Rosmarin, 4 Zweige Petersilie, 2 EL Weißwein

Forellen mit Zitronensaft beträufeln, pfeffern und salzen. 4 Stücke Alufolie mit der Butter bestreichen. Jeweils eine Forelle auf eine Folie legen. Rosmarin und Petersilie in die Bauchhöhle legen. Den Wein auf den Fisch träufeln und die Folie gut verschließen.

Die Forellen etwa 20–25 Minuten auf dem Grill garen.

Fisch-Schaschlik

8 Holzspieße, 800 g Kabeljaufilet, Saft einer Zitrone, 8 kleine Zwiebeln, 4 Tomaten, 12 dicke Champignons, 1 TL Olivenöl, 2 TL Paprika edelsüß, 2 TL Zitronensaft, 12 TL Thymian, ½ TL Estragon, 1 TL Pfeffer, ½ TL Salz

Den Fisch mit Zitronensaft beträufeln und etwa 10 Minuten ziehen lassen. Dann in dicke Würfel schneiden.

Die Zwiebeln schälen und vierteln, Tomaten vierteln und Champignons in dicke Scheiben schneiden.

Aus dem Öl, Paprika, Zitronensaft, Thymian, Estragon, Pfeffer und Salz eine Marinade herstellen.

Alle Zutaten abwechselnd auf 8 Spieße verteilen. Fertige Spieße 30 Minuten in die Marinade legen. Spieße ab und zu wenden und immer wieder mit Marinade begießen.

Spieße bei nicht zu starker Hitze unter Wenden wenige Minuten grillen. Spieße immer wieder mit der Marinade bestreichen.

Schluss

Haben Sie und/oder Ihr Kind Gewichtsprobleme und sind Sie überzeugt, das Problem allein nicht lösen zu können?

Sie finden ebenso wie ich damals professionelle Hilfe in der medinet Spessart-Klinik Bad Orb unter der Leitung von Herrn Dr. med. Gerd Claußnitzer. Hier die komplette Anschrift für Sie:

medinet Spessart-Klinik Bad Orb GmbH
Rehabilitationsklinik für Kinder,
Jugendliche, junge Erwachsene und Familien
Würzburger Straße 7–11
63619 Bad Orb
Telefon: 06052/870
Fax: 06052/874100
Homepage: www.spessartklinik.de
E-Mail: info@spessartklinik.de

Persönliche Probleme, die unbeantwortet blieben?
www.leichter-durchs-leben.com
oder E-Mail an info@leichter-durchs-leben.com.

Nur Mut. Nehmen Sie Kontakt auf, evtl. auch über Ihren Hausarzt. Der erste Schritt ist immer der schwerste. Aber wenn Sie den schaffen, läuft es wie von selbst. Versprochen.

Fettkompass

Dieser Fettkompass ist nach Lebensmittelgruppen gegliedert und enthält die gebräuchlichsten Nahrungsmittel. Ihr Fettkompass gehört in Ihre Hand- oder Hosentasche und ist Ihr ständiger Begleiter bei Ihren Einkäufen.

WICHTIG IST: 1 G FETT = 1 FETTPUNKT

Rechnen Sie sofort bei jeder Mahlzeit Ihre verzehrten Fettpunkte aus und markieren Sie diese in Ihrem Fettpunkte-Wochenplan.

1 FETTPUNKT = 1 SMILEY

Beachten Sie bitte:
In der Phase Ihrer Gewichtsreduktion sollte Ihr täglicher Fettkonsum 30 Fettpunkte nicht übersteigen.

Getränke

Tee		0g Fett
Zitronentee instant		0g Fett
Eistee	(330ml)	0g Fett
Kaffee		0g Fett
Malzkaffee		0g Fett
Café au lait	(250ml)	3g Fett
Cappuccino mit Milchschaum		0g Fett
Cappuccino mit Sahne		6g Fett
Cappuccino instant	(250ml)	1g Fett
Cappuccino instant m. Milch u. Zucker	(250ml)	3g Fett
Mocca Shake frappé	(330ml)	5g Fett
Chocafé instant	(250ml)	3g Fett
Heiße Schokolade/ Kakao instant	(150ml)	6g Fett
Ovomaltine	(200ml)	7g Fett
Frucht- und Gemüsesäfte		0g Fett
Limonaden		0g Fett
Fanta, Sprite, Bitter Lemon		0g Fett

Achtung:
Alkohol enthält kein Fett, verhindert aber die Fettverbrennung im Körper!!

Apfelwein	(200ml)	5g Fett
Bier	(330ml)	11g Fett
1 Glas Wein	(200ml)	15g Fett
1 Glas Sekt	(100ml)	7g Fett
1 Likör	(20ml)	4g Fett

Getränke aus Milch

Kaffee-Sahne 10%	(100 ml)	4 g Fett
Milchpulver	(100 g)	26,2 g Fett
Magermilchpulver	(100 g)	1 g Fett
Milch 0,3%	(200 ml)	< 1 g Fett
Milch 1,5%	(200 ml)	3 g Fett
Milch 3,5%	(200 ml)	7 g Fett
Buttermilch	(200 ml)	1 g Fett
Molke/-Fruchtgetränke	(200 ml)	< 1 g Fett
Fruchtzwerggetränk	(200 ml)	7 g Fett
Kondensmilch 4%	(100 ml)	10 g Fett

Milchprodukte

Danone Fruchtquark 4%	(150 g)	4 g Fett
Joghurt 0,1%	(150 g)	< 1 g Fett
Joghurt 1,5%	(150 g)	2 g Fett
Joghurt 3,5%	(150 g)	6 g Fett
Biojoghurt 3,7%	(150 g)	5 g Fett
Sahnejoghurt 10%	(150 g)	15 g Fett
Fruchtzwerge 20%	(50 g)	3 g Fett
Jogolé Zott 0,1%	(150 g)	< 1 g Fett
Jogh.-Creme Kropper 0,1%	(150 g)	< 1 g Fett
Müller pro cult ext.leicht	(200 g)	< 1 g Fett
Schlagsahne 30%	(1 EL/15 g)	5 g Fett
Saure Sahne 10%	(1 EL/15 g)	1,5 g Fett
Saure Sahne 10%	(150 g)	15 g Fett
Crème fraîche 40% Fett	(1 EL/15 g)	6 g Fett
Dr. Oetker Crème légère	(100 g)	15 g Fett

Dr. Oetker cremige Joghurt-Sauce	(100g)	5,1g Fett
Kefir 1,5%	(125g)	2g Fett
Kefir 3,5%	(125g)	4g Fett
Kefir 10%	(125g)	12g Fett

Frischkäse

Speisequark 0,2% Fett i.Tr.	(100g)	< 1g Fett
Speisequark Magerstufe	(100g)	< 1g Fett
Speisequark 20% Fett i.Tr.	(100g)	5g Fett
Speisequark 40% Fett i.Tr.	(100g)	11g Fett
Buko Pikante Kräuter	(30g)	5g Fett
Buttermilch-Frischkäse	(100g)	5g Fett
Brunch Paprika	(100g)	20g Fett
Doppelrahmfrischkäse 70% i.Tr.	(30g)	5g Fett
Exquisa fitline	(30g)	0,06g Fett
Exquisa Vital	(30g)	2g Fett
Feta 55% Fett i.Tr.	(30g)	8g Fett
Körniger Frischkäse 20% Fett i.Tr.	(100g)	5g Fett
Mascarpone 80% Fett i.Tr.	(50g)	21g Fett
Milram Frühlingsquark	(100g)	2,4g Fett
Mozzarella 45% i.Tr.	(50g)	8g Fett
Mozzarella light	(50g)	4,25g Fett
Petrella Paprika	(30g)	24% i.Tr.
Petrella Schnittlauch	(30g)	24% i.Tr.
Philadelphia Leichter Genuss	(30g)	1,5g Fett
Schafskäse 40% Fett i.Tr.	(30g)	5g Fett

Schnittkäse

Käse 20% Fett i.Tr. 1 Scheibe	(20g)	2g Fett
1 Scheibe Käse 30% Fett i.Tr.	(20g)	3g Fett
1 Scheibe Käse 45% Fett i.Tr.	(20g)	6g Fett
1 Scheibe Käse 50% Fett i.Tr.	(20g)	6g Fett
Edamer 16% Fett	(20g)	3,2g Fett
Gouda light 12% Fett i.Tr.	(20g)	2,4g Fett
Lindenberger leicht 30% Fett i.Tr.	(20g)	3g Fett
Leerdamer leicht 28% Fett i.Tr.	(20g)	3g Fett
Parmesankäse 35% Fett i.Tr. 1 EL	(20g)	2g Fett

Weichkäse

Blauschimmelkäse 50% i.Tr.	(30g)	9g Fett
Bresso leicht	(30g)	3g Fett
Camembert 30% Fett i.Tr.	(30g)	4g Fett
Camembert 45% Fett i.Tr.	(30g)	7g Fett
Carré Président Weichkäse 13% F. abs.	(30g)	4g Fett
Le Tartare leicht	(30g)	2g Fett
Petrella 24% absolut	(30g)	7g Fett
Weichkäse 60% i.Tr.	(30g)	10g Fett

Schmelzkäse

Schmelzkäse 10% Fett i.Tr.	(25g)	1g Fett
Scheibletten Light & fine 10% abs.	(20g)	2g Fett
Schmelzkäse 30% Fett i.Tr.	(25g)	3g Fett
Schmelzkäse 40% Fett i.Tr.	(25g)	5g Fett
Schmelzkäse 60% Fett i.Tr.	(25g)	7g Fett
Heirler Bio Sanoghurt	(25g)	3g Fett
Käse-Ecken Hochland leicht	(100g)	10g Fett
Kochkäse	(100g)	10g Fett
Toast-Scheibletten 45% Fett i.Tr.	(20g)	5g Fett
Toast-Scheibletten leicht	(20g)	2g Fett

Wurst

Aspikwurst	(20g)	1g Fett
Bierschinken	(20g)	4g Fett
Bierwurst	(20g)	4g Fett
Blutwurst	(20g)	6g Fett
Bockwürstchen	(115g)	29g Fett
Bratwürstchen, fein	(115g)	31g Fett
Bratwürstchen, grob	(115g)	28g Fett
Corned Beef	(20g)	1g Fett
Fleischkäse (grob)	(20g)	5g Fett
Fleischwurst	(20g)	6g Fett
Frankfurter, 1 Paar	(100g)	24g Fett
Geflügelbierschinken	(20g)	2g Fett
Pro Vital Truthahn Bierschinken	(20g)	2g Fett
Pro Vital Truthahn Schinkenwurst	(20g)	2g Fett
Geflügel-Bratwurst Dulano	(20g)	3g Fett

Geflügeljagdwurst	(20g)	2g Fett
Geflügelleberwurst	(20g)	5g Fett
Geflügelfleischwurst	(20g)	3g Fett
Geflügelmortadella	(20g)	3g Fett
Geflügelsalami	(20g)	5g Fett
Gutfried Corned Turkey	(20g)	1,5g Fett
Putenbraten	(20g)	< 1g Fett
Gekochter Schinken	(20g)	1g Fett
Jagdwurst	(20g)	4g Fett
Kasseler Braten	(20g)	1g Fett
Knackwurst	(100g)	26g Fett
Leberkäse	(20g)	5g Fett
Lachsschinken	(20g)	1g Fett
Lachsschinken Reinert Gourmet	(20g)	< 1g Fett
Leberwurst, Hausmacherart	(20g)	5g Fett
Mettwurst	(20g)	8g Fett
Mortadella	(20g)	6,5g Fett
Frische Schinkenzwiebelmettwurst	(100g)	10g Fett
Roher Schinken	(20g)	7g Fett
Salami	(20g)	11g Fett
Schwartenmagen	(20g)	6g Fett
Schwarzwälder Speck	(20g)	12g Fett
Teewurst	(20g)	7g Fett
Tulip Gourmette Putenbrustfilet	(20g)	< 1g Fett
Teewurst fettarm	(20g)	5g Fett
Weißwurst, 1 Paar	(100g)	26g Fett
Wiener Würstchen, 1 Paar	(100g)	26g Fett
Wiener Würstchen leicht, 1 Paar	(83g)	12g Fett

Fleisch

GEFLÜGEL		
Halbes Brathähnchen	(mittel)	35g Fett
Halbes Brathähnchen	(klein)	20g Fett
Hähnchenbrust mit Haut	(150g)	9g Fett
Hähnchenbrust	(100g)	1g Fett
Hühnerkeule	(125g)	15g Fett
Hühnchenleber	(150g)	7,5g Fett
Putenbrust	(100g)	1g Fett
Putenkeule	(100g)	5g Fett
Putenschnitzel	(150g)	2g Fett
Putenrollbraten	(150g)	21g Fett
Suppenhuhn	(100g)	20g Fett
Ente	(150g)	25g Fett
Gans	(150g)	47g Fett
SCHWEIN		
Filet	(100g)	2g Fett
Schnitzel	(150g)	3g Fett
Rückenkotelett	(150g)	8g Fett
Kasseler Braten	(100g)	5g Fett
Kasseler Nackenkotelett	(150g)	25g Fett
Nackenbraten	(150g)	21g Fett
Rollbraten	(150g)	16g Fett
Haxe	(150g)	10g Fett
Gulasch	(150g)	9g Fett
Hackfleisch	(100g)	21g Fett
Bauchspeck	(100g)	89g Fett
Rückenspeck	(100g)	82g Fett
Schmalz	(20g)	20g Fett

RIND

Filet	(100g)	4g Fett
Braten aus der Hüfte	(150g)	2g Fett
Roastbeef	(150g)	4g Fett
Gulasch aus der Schulter	(100g)	10g Fett
Beefsteak	(150g)	8g Fett
Rinderhack	(100g)	9g Fett
Tatar	(100g)	3g Fett
Hackfleisch	(100g)	14g Fett
Oberschale	(100g)	2g Fett
T-Bone-Steak	(100g)	4g Fett
Tafelspitz	(100g)	10g Fett

KALB

2 Medaillons	(100g)	1g Fett
Filetbraten	(150g)	11g Fett
Braten	(150g)	5g Fett
Schnitzel	(150g)	3g Fett
Kotelett	(150g)	4g Fett
Gulasch	(150g)	11g Fett
Haxe	(150g)	3g Fett
Hackfleisch	(100g)	4g Fett

LAMM/HAMMEL

Braten aus der Brust	(100g)	37g Fett
Gulasch	(100g)	18g Fett
Kotelett mit Fett	(100g)	21g Fett
Kotelett ohne Fett	(100g)	17g Fett
Lende	(100g)	13g Fett
Ragout	(150g)	56g Fett
Schnitzel	(100g)	6g Fett
Schulter	(100g)	18g Fett

Keule	(100g)	15g Fett
Filet	(100g)	3g Fett

WILD

Wildschweinbraten	(150g)	4g Fett
Hirschsteak	(150g)	5g Fett
Rehkeule	(150g)	2g Fett
Hasenfilet	(100g)	3g Fett
Kaninchenbraten	(150g)	11g Fett

Fleisch- und Wurstfertigprodukte

Bratwurst vom Schwein	(150g)	48g Fett
Cordon bleu vom Schwein	(150g)	17g Fett
Fleischsalat	(100g)	37g Fett
Fleischwurst	(125g)	36g Fett
Frikadellen vom Schwein	(150g)	15g Fett
Geflügelsalat Homann	(100g)	17,1g Fett
Hackbällchen	(30g)	6g Fett
Hot Dog	(100g)	28g Fett
Königsberger Klops	(50g)	5g Fett
Putenrollbraten		
Maître-Spezial TK	(100g)	6g Fett
Wiener Schnitzel	(100g)	11,4g Fett

Fisch

Aal	(150g)	37g Fett
Alaska Seelachs	(150g)	1g Fett
Austern (gelöst)	(100g)	1g Fett
Barsch	(150g)	1g Fett
Brathering	(125g)	19g Fett
Dorsch (Kabeljau)	(150g)	1g Fett
Forelle	(150g)	1g Fett
Forelle geräuchert	(150g)	6g Fett
Garnele	(100g)	1g Fett
Hecht	(150g)	1g Fett
Heilbutt	(150g)	3g Fett
Hering	(150g)	14g Fett
Hummer	(150g)	2g Fett
Karpfen	(150g)	7g Fett
Krabben (gelöstes Fleisch)	(150g)	1g Fett
Krebs (gelöstes Fleisch)	(100g)	1g Fett
Lachs	(100g)	20g Fett
Lachsersatz	(100g)	8g Fett
Lachs geräuchert	(100g)	5g Fett
Makrele	(150g)	18g Fett
Makrele geräuchert	(150g)	47g Fett
Matjeshering	(150g)	18g Fett
Miesmuschel (gelöstes Fleisch)	(100g)	1g Fett
Rotbarsch	(150g)	5g Fett
Sardine	(150g)	8g Fett
Schillerlocken geräuchert	(50g)	12g Fett
Scholle	(150g)	1g Fett
Schwertfisch	(150g)	7g Fett
Seelachsfilet	(150g)	1,5g Fett
Seezunge	(150g)	2g Fett

Sprotten geräuchert	(50g)	9g Fett
Thunfischsteak	(150g)	23g Fett
Thunfisch natur	(150g)	22g Fett
Tintenfisch	(150g)	1g Fett
Wels	(150g)	17g Fett
Zander	(150g)	1,5g Fett

Fischkonserven

Bismarckhering	(125g)	19g Fett
Brathering	(125g)	19g Fett
Bratrollmops	(75g)	10g Fett
Heringsfilet in Sahnesauce	(100g)	15g Fett
Heringsfilet in Tomatensauce	(100g)	15g Fett
Lachs/Dose	(50g)	4g Fett
Lachs in Öl	(50g)	11g Fett
Lachsersatz	(65g)	6g Fett
Ölsardine	(50g)	7g Fett
Rollmops	(100g)	15g Fett
Schillerlocken	(150g)	36g Fett
Thunfisch in Öl	(150g)	32g Fett
Thunfischfilet	(100g)	8g Fett

Fischfertigprodukte

Iglo Fischstäbchen	(150g)	11g Fett
Iglo Seemannsschmaus	(150g)	29g Fett
Iglo Scholle «Sylter Art»	(125g)	13g Fett

Iglo Filet in Tomatensauce	(250g)	6g Fett
Iglo Schlemmerfilet Champignon	(200g)	22g Fett
Iglo Schlemmerfilet Bordelaise	(200g)	20g Fett
Iglo Schlemmerfilet Italian	(200g)	22g Fett
Fischmäc	1 Stück	20g Fett
Lachs-Lasagne	(300g)	30g Fett

Baguette

Iglo Bolognese	(250g)	18g Fett
Iglo Champignon	(250g)	24g Fett
Iglo Knoblauch-Kräuter	(250g)	26g Fett
Iglo Salami	(250g)	22g Fett
Iglo Tomate-Käse	(250g)	24g Fett
Iglo Schlemmer Hawaii	(250g)	18g Fett
Iglo Schlemmer Provence	(250g)	34g Fett

Pizza

Dr. Oetker Ristorante Speciale	(385g)	41,6g Fett
Dr. Oetker Ristorante Spinaci	(395g)	45,2g Fett
Dr. Oetker Ristorante Mozzarella Leggera	(320g)	20,4g Fett

Burger

Iglo Hamburger	(140g)	7g Fett
Iglo Cheeseburger	(140g)	18g Fett
Iglo Chickenburger	(145g)	16g Fett
Iglo Fishburger	(160g)	15g Fett
Iglo Gemüseburger für Kids	(75g)	0,7g Fett
Iglo Gemüsestäbchen	(100g)	7g Fett
Dr. Schnetkamp Vollwert-Küche Blumenkohl-Käse-Medaillons	(100g)	2g Fett

Brotaufstrich

Honig		0g Fett
Marmelade		0g Fett
Nuss-Nougat-Creme	(20g)	6g Fett
Erdnussmus	(20g)	18g Fett
Nutella	(20g)	8g Fett

Müsli

Cornflakes	(30g)	1g Fett
Frosties	(30g)	< 1g Fett
Haferfleks	(30g)	5g Fett
Haferflocken	(30g)	2g Fett
Hafergrütze	(30g)	1g Fett
Kellogs Special Cornflakes	(30g)	< 1g Fett
Knusperflakes mit Schoko	(30g)	3g Fett

Schneekoppe Voll-Frucht		
Hochwert-Müsli	(30g)	1g Fett
Schokomüsli	(30g)	7,2g Fett
Vitalis	(30g)	4g Fett

Brot, Getreide und Getreideprodukte

BROT

Bauernbrot	(100g)	< 1g Fett
Knäckebrot	(100g)	1,4g Fett
Kornlaib	(100g)	0,5g Fett
Kürbiskernbrötchen	(100g)	3g Fett
Mehrkornbrötchen	(100g)	1,5g Fett
Mischbrot	(1 Scheibe/50g)	< 1g Fett
Roggenbrot	(100g)	1g Fett
Roggenvollkornbrot	(100g)	1,2g Fett
Roggenvollkornschrotbrot	(30g)	1g Fett
Saatennussbrot	(50g)	1g Fett
Sonnenblumenbrot	(100g)	7,1g Fett
Sonnenblumenbrötchen	(100g)	1,5g Fett
Sonnenblumenkernbrot	(50g)	1g Fett
Sovitalbrot	(100g)	4,2g Fett
Vollkornbrötchen	(50g)	< 1g Fett
Vollkorntoast	(25g)	1g Fett
Weißbrot	(100g)	1,2g Fett
Weißmehlbrötchen	(50g)	< 1g Fett
Weizentoast	(25g)	1g Fett
Weizenvollkornbrot	(100g)	0,9g Fett
Weizenvollkorntoastbrot	(100g)	4,4g Fett

HANDELSÜBLICHE MEHLE

Buchweizenvollmehl	(100g)	2,7g Fett
Dinkelmehl	(100g)	1,6g Fett
Gerstenmehl	(100g)	0,1g Fett
Hafermehl	(100g)	7,2g Fett
Hirse, gemahlenes Korn	(100g)	3,9g Fett
Maismehl	(100g)	2,8g Fett
Reismehl	(100g)	0,7g Fett
Roggenmehl	(100g)	1g Fett
Vollkornmehl	(100g)	1,4g Fett
Vollsojamehl	(100g)	20,6g Fett
Weizenmehl	(100g)	1g Fett

MEHL- UND GETREIDEPRODUKTE

Maisgrieß	(30g)	< 1g Fett
Reis	(30g)	1g Fett
Vollkornreis	(30g)	0,8g Fett
Wildreis	(30g)	1g Fett
Grünkernschrot	(30g)	< 1g Fett
Nudeln	(50g)	< 1g Fett
Vollkornnudeln	(50g)	2,3g Fett
Spätzle	(150g gekocht)	8g Fett
Dampfnudeln	(100g)	10g Fett
Maultaschen	(250g gekocht)	13g Fett
1 Maggi Semmelknödel		1g Fett
Maggi Gemüse-Ravioli aus der Dose	(100g)	1,2g Fett
Maggi Ravioli aus der Dose	(100g)	3,1g Fett
Maggi Reis-Topf aus der Dose	(100g)	4,7g Fett
Miracoli Spaghetti mit Tomatensauce	(100g)	3,4g Fett
Buitoni Fettuccini verdi	(125g)	4g Fett

Buitoni Gnocchi	(200g)	1g Fett
Buitoni Tortelloni spinaci	(125g)	11g Fett
Buitoni Ravioli 4 formaggi	(125g)	13g Fett
Casaui Gnocchi	(100g)	5,8g Fett
Casaui Käse-Tortellini	(100g)	0,2g Fett
Henglein Kartoffel-Schupfnudeln	(100g)	3,4g Fett
Pfanni Semmelknödel	(100g)	4g Fett
Pfanni Knödel halb & halb	(100g)	< 1g Fett
Pfanni Rohe Klöße	(100g)	< 1g Fett
Rapunzel Sedanini Vollkornnudeln	(100g)	2,3g Fett
Mondamin Grießbrei zum Anrühren		< 1g Fett
Mondamin Milchreis zum Anrühren		< 1g Fett

Öle und Fette

Distelöl	(5g)	5g Fett
Lebertran	(5g)	5g Fett
Leinöl	(5g)	5g Fett
Olivenöl	(5g)	5g Fett
Palmkernöl	(5g)	5g Fett
Pesto	(5g)	3g Fett
Schmalz	(5g)	5g Fett
Sesamöl	(5g)	5g Fett
Sojaöl	(5g)	5g Fett
Sonnenblumenöl	(5g)	5g Fett
Walnussöl	(5g)	5g Fett
Weizenkeimöl	(5g)	5g Fett

Streichfette

Butter	(100g)	83g Fett
Butter	(1 EL)	8g Fett
Halbfett-Butter	(100g)	39g Fett
Halbfett-Butter	(1 EL)	4g Fett
Pflanzenmargarine	(100g)	80g Fett
Pflanzenmargarine	(1 EL)	8g Fett
Dreiviertelfettmargarine	(100g)	60g Fett
Dreiviertelfettmargarine	(1 EL)	6g Fett
Halbfettmargarine	(100g)	40g Fett
Halbfettmargarine	(1 EL)	4g Fett

Mayonnaise und Ähnliches

Mayonnaise 82%	(5g)	4g Fett
Mayonnaise 50% für Salat	(5g)	3g Fett
Kraft Miracle Whip 41%	(5g)	2g Fett
Kraft Miracle Whip Balance 16%	(5g)	0,8g Fett
Kraft Miracle Whip Joghurt 10%	(5g)	0,5g Fett
Joghurt-Salatcreme 20%	(5g)	1g Fett
Remoulade 79%	(5g)	4g Fett
Remoulade extra leicht	(5g)	1g Fett

Eier

1 Ei	(60g)	7g Fett
1 Eigelb	(20g)	6g Fett
1 Eiklar	(35g)	1g Fett
Omelett	(100g)	16g Fett
1 Rührei		9g Fett
1 Spiegelei		9g Fett

Obst

Obst hat weniger als 1g Fett oder gar kein Fett, mit einer Ausnahme:

1 Avocado	groß	47g Fett
Rosinen	(100g)	6g Fett

Gemüse

Gemüse hat weniger als 1g Fett oder gar kein Fett, mit Ausnahme von:

getrocknete Röstzwiebeln	(20g)	1g Fett
Grüne marinierte Oliven	(20g)	3g Fett
Schwarze marinierte Oliven	(20g)	8g Fett
Mais	(200g)	2g Fett

Fertigsuppen

BEUTELSUPPEN

Küchenmeister Champignoncreme	(100 ml)	1g Fett
Küchenmeister Hühnersuppe	(100 ml)	< 1g Fett
Küchenmeister Spargelsuppe	(100 ml)	1g Fett
Küchenmeister Tomatensuppe	(100 ml)	1g Fett
Maggi Steinpilzsuppe	(100 ml)	1g Fett
Maggi Zwiebelsuppe	(100 ml)	1g Fett
Natura Champignoncreme-Suppe	(100 ml)	1g Fett
Natura Grieß-Suppe	(250 ml)	1,5g Fett
Natura Klare Suppe	(250 ml)	1g Fett
Natura Linseneintopf	(250 ml)	2,5g Fett
Natura Tomatencreme	(250 ml)	< 1g Fett
Natura Zwiebel-Suppe	(250 ml)	2g Fett
UNOX Heiße Tasse Kartoffelcreme	(100 ml)	1,6g Fett

DOSENSUPPEN

Maggi Ein Teller Nudeltopf mit Fleischklößchen	(342 ml)	8g Fett
Maggi Ein Teller Nudeltopf mit Huhn	(324 ml)	21g Fett

Fertigsaucen

Fischfonds im Glas	(100 ml)	0g Fett
Heinz Tomato Ketchup	(100 ml)	< 1g Fett
Pomito Pizza-Pasta-Sauce	(100 ml)	3g Fett
Knorr Champignon Edelpilz-Sauce	(100 ml)	6g Fett

Knorr Feinschm. Zwiebel-Sauce	(100ml)	1g Fett
Knorr Tomato al Gusto	(100ml)	3g Fett
Kühne Cocktail-Sauce	(100ml)	5g Fett
Kühne Tzatziki-Sauce	(100ml)	5g Fett
Kraft Barbecue-Sauce	(100ml)	< 1g Fett
Kraft Chili-Sauce	(100ml)	< 1g Fett
Kraft Pfeffersteak-Sauce	(100ml)	< 1g Fett
Kraft Knoblauch-Sauce	(100ml)	13,5g Fett
Kraft Schaschlik-Sauce	(100ml)	< 1g Fett
Kraft Zigeuner-Sauce	(100ml)	< 1g Fett
Maggi Bolognese Fix	(1 Beutel)	2,4g Fett
Maggi Butter-Sauce mit Frühlingszwiebeln	(100ml)	9,1g Fett
Maggi Chili con carne	(1 Beutel)	2,4g Fett
Maggi Delikatess-Bratensauce	(100ml)	1,6g Fett
Maggi Delikatess-Sauce Hollandaise	(1 Päckchen)	6,9g Fett
Maggi Delikatess-Sauce zum Rinderbraten	(1 Päckchen)	7,5g Fett
Maggi Fix Gulasch	(1 Beutel)	2,5g Fett
Maggi Fix Hackbraten	(1 Beutel)	8,8g Fett
Maggi Fix Rouladen	(1 Beutel)	6,5g Fett
Maggi Fix Sauerbraten	(1 Beutel)	5,5g Fett
Maggi Fix Spaghetti Napoli	(1 Beutel)	5g Fett
Maggi Helle Sauce	(1 Päckchen)	6,4g Fett
Maggi Kräuter-Sauce	(1 Beutel)	5g Fett
Maggi Kräuter-Sahne-Hähnchen	(1 Beutel)	17g Fett
Maggi Les Sauces Hollandaise	(100ml)	22,5g Fett
Maggi Meisterklasse Jäger-Sauce	(1 Beutel)	4,5g Fett
Maggi Puten-Rahm-Schnitzel	(1 Beutel)	14,5g Fett
Maggi Salsasauce	(100ml)	< 1g Fett
Maggi Sauce zum Braten	(100ml)	2,1g Fett

Maggi Sauce zum Geflügel	(100ml)	2,6g Fett
Maggi Zwiebel-Rahm Schnitzel	(100ml)	5,9g Fett
Mamma Lucia Pasta classico	(100ml)	< 1g Fett
Pesto	(100g)	60g Fett
Thomy Les Sauces Hollandaise	(100ml)	22,5g Fett
Soja-Sauce	(100ml)	< 1g Fett
Uncle Ben's Kanton asiatisch	(100ml)	6,9g Fett
Uncle Ben's süß-sauer	(100ml)	0g Fett
Worcester-Sauce	(100ml)	0g Fett

Fertigsalatsaucen

Kraft French Sauce	(15g)	3g Fett
Kühne Thousand Islands	(15g)	4g Fett
Kühne Balsamico	(15g)	0,5g Fett
Kühne Salatfix Dressing Joghurt	(15g)	3g Fett
Kühne Salatfix Kräuterdressing	(15g)	0g Fett
Livio Salatdressing Joghurt	(15g)	5g Fett
Livio Salatdressing American	(15g)	5g Fett

Würzmischungen

Maggi Gulasch-Fix	4g Fett
Maggi Fix für Geschnetzeltes Züricher Art	7g Fett
Maggi Fix für Pfannen-Gyros	1g Fett
Maggi Fix für Spaghetti Bolognese	4g Fett
Maggi Fix für Spaghetti Carbonara	5g Fett

Nüsse und Samen

Cashewkerne	(50g)	21g Fett
Erdnüsse	(50g)	24g Fett
Erdnüsse geröstet	(50g)	25g Fett
Erdnussflips	(50g)	15g Fett
Esskastanien	(50g)	2g Fett
Haselnüsse	(50g)	30g Fett
Macadamianüsse	(50g)	35g Fett
Pistazienkerne	(50g)	26g Fett
Kokosnuss frisch	(50g)	18g Fett
Kokosraspeln	(100g)	62g Fett
Kürbiskerne	(10g)	5g Fett
Leinsamen	(10g)	3g Fett
Mandeln	(10g)	5g Fett
Mohn	(10g)	4g Fett
Sonnenblumenkerne	(10g)	5g Fett
Walnusskerne	(10g)	6g Fett

Außerhausverzehr bei Mc Donald's, Nordsee, Döner Kebab, Imbissbude und Burger King

Fettpunkte bei McDonald's

FRÜHSTÜCK		
Rösti	(2 Stück)	18g Fett
McCroissant		18g Fett
Ham & Eggs		21g Fett
Egg McMuffin		22g Fett
Sweet Breakfast (ohne Streichfett)		28g Fett
SANDWICHES		
Hamburger		9g Fett
Cheeseburger		13g Fett
Fishmac		20g Fett
McRib		21g Fett
Gemüse Mäc		25g Fett
Big Mäc		26g Fett
Hamburger Royal		27g Fett
CHICKEN UND MEHR		
Chicken McNuggets	(6 Stück)	12g Fett
McChicken		23g Fett
Senfsauce		3g Fett
Sauce süß-sauer		0g Fett
Barbecuesauce		0g Fett

SALATE

Chefsalat		9g Fett
French Dressing		8g Fett
Italian Dressing	(1 Portion)	7g Fett
Mexicana Salat		2g Fett
Thousand Islands Dressing	(1 Portion)	7g Fett

SONSTIGES

Pommes frites (mittlere Portion = 105g)	17g Fett

DESSERTS

Apfeltasche	12g Fett
Kirschtasche	13g Fett
Donuts mit Zucker	17g Fett
Donuts mit Schoko	18g Fett

EIS

Bounty	12g Fett
Capri	0g Fett
Cornetto	18g Fett
Magnum	20g Fett
Mc Flurry Cappuccino	10g Fett
Mc Flurry Nuts	14g Fett
Mc Flurry Smarties	11g Fett
Sundae Eis in der Waffel	3g Fett
Sundae Eis mit Erdbeersauce	4g Fett
Sundae Eis mit Karamelsauce	6g Fett
1 Kugel Fruchteis	1g Fett
1 Kugel Milcheis	3g Fett
1 Kugel Sahneeis	8g Fett

MILCHSHAKES

Milchshake Erdbeer	8g Fett
Milchshake Schoko	8g Fett
Milchshake Vanille	8g Fett

Fettpunkte bei Nordsee

Alaska-Seelachs	(1 Stück)	26g Fett
Bret. Fischsuppe-Terrine	(1 Portion)	13g Fett
Fischfrikadelle	(1 Stück)	24g Fett
Goldbarsch	(1 Stück)	19g Fett
Heringsstipp	(1 Portion)	44g Fett
Hoki	(1 Stück)	14g Fett
Kabeljau gedünstet	(1 Portion)	4g Fett
Kinderteller Pommes	(1 Portion)	42g Fett
Kinderteller Potato Sticks	(1 Portion)	61g Fett
Matjesteller	(1 Portion)	14g Fett
Paella	(1 Portion)	34g Fett
Rotbarsch	(1 Stück)	17g Fett
Scholle gebacken	(1 Stück)	48g Fett
Schollenfilet	(1 Stück)	15g Fett
Seelachsfilet Bordelaise	(1 Portion)	25g Fett

BEILAGEN

Kartoffelsalat mit Mayonnaise	(1 Portion)	25g Fett
Kartoffelsalat mit Mayonnaise	(kl. Portion)	13g Fett
Kartoffelsalat ohne Mayonnaise	(kl. Portion)	6g Fett
Bratkartoffeln	(gr. Portion)	22g Fett
Bratkartoffeln	(kl. Portion)	11g Fett
Potato Skins	(1 Portion)	57g Fett

Gemüsereis	(große Portion)	10g Fett
Gemüsereis	(kleine Portion)	5g Fett
Gemüsemischung	(große Portion)	5g Fett
Gemüsemischung	(kleine Portion)	3g Fett
Pommes frites	(große Portion)	11g Fett
Pommes frites	(kleine Portion)	5g Fett
Petersilienkartoffeln	(1 Portion)	0g Fett
Nudeln	(große Portion)	7g Fett
Nudeln	(kleine Portion)	3g Fett

SALATE

Gemischter Salat	(1 Portion)	21g Fett
Fitnessteller	(1 Portion)	32g Fett
Salatteller mit Putenfilet	(1 Portion)	26g Fett
Salatteller mit Garnelen	(1 Portion)	26g Fett
Salatteller mit Räucherlachs	(1 Portion)	28g Fett

BURGER & FAST FOOD

Alaska Burger	(1 Stück)	28g Fett
Bremer	(1 Stück)	23g Fett
Brokkoli Solo	(1 Portion)	35g Fett
Calamaris Solo	(1 Portion)	32g Fett
Garnelen Box	(1 Portion)	73g Fett
Knoblauchgarnelen	(1 Portion)	59g Fett
Lachsburger	(1 Stück)	18g Fett
Nordsee-Box	(1 Portion)	53g Fett
Nuggets Solo	(1 Portion)	33g Fett
Pommes frites Solo	(1 Portion)	31g Fett
Putenburger	(1 Stück)	30g Fett
Wikinger	(1 Stück)	45g Fett

BAGUETTES

Backfisch	(1 Stück)	36g Fett
Brathering	(1 Stück)	16g Fett
Bismarck	(1 Stück)	8g Fett
Garnelen	(1 Stück)	14g Fett
Matjes	(1 Stück)	12g Fett
Mozzarella	(1 Stück)	17g Fett
Puten	(1 Stück)	2g Fett
Räucherlachs	(1 Stück)	6g Fett
Seelachs	(1 Stück)	5g Fett
Thunfisch	(1 Stück)	17g Fett

SAUCEN

Basilikumsauce	(50g)	11g Fett
Frühlingsdipp	(50g)	4g Fett
Remouladensauce	(50g)	25g Fett
Tomaten-Kürbis-Sauce	(50g)	1g Fett

Fettpunkte bei Döner Kebab und Imbissbude

Bockwurst	(115g)	28g Fett
Bratwurst	(150g)	44g Fett
Döner Kebab mit Sauce	(1 Portion)	21g Fett
Frikadelle	(100g)	20g Fett
Halbes Hähnchen gegrillt	(125g)	21g Fett
Schaschlik	(1 Spieß)	12g Fett
Schnitzel paniert	(150g)	22g Fett
Thüringer Würstchen	(100g)	31g Fett
Weißwurst	(100g)	26g Fett
Leberkäse gebraten	(100g)	36g Fett

Crêpe mit Zucker	(1 Portion)	13g Fett
Ketchup	(15g)	0g Fett
Mayonnaise	(20g)	16g Fett

Fettpunkte bei Burger King

BURGER

Whopper	(1 Stück)	35g Fett
Whopper mit Käse	(1 Stück)	42g Fett
Doppel-Whopper	(1 Stück)	52g Fett
Doppel-Whopper mit Käse	(1 Stück)	59g Fett
Whopper junior	(1 Stück)	21g Fett
Whopper junior mit Käse	(1 Stück)	24g Fett
Cheeseburger	(1 Stück)	18g Fett
Double Cheeseburger	(1 Stück)	32g Fett
Double Cheeseburger mit Bacon	(1 Stück)	35g Fett
Hamburger	(1 Stück)	14g Fett
Country Burger	(1 Stück)	17g Fett
Fish King	(1 Stück)	21g Fett

POMMES, NUGGETS UND SALAT OHNE SAUCE

Pommes frites	(kleine Portion)	5g Fett
Pommes frites	(mittlere Portion)	7g Fett
King Nuggets	(6 Stück)	9g Fett
Countrysalat	(1 Portion)	1g Fett
Premiumsalat	(1 Portion)	6g Fett

SHAKES

Vanille	(1 Portion)	10g Fett
Schokolade	(1 Portion)	10g Fett
Erdbeer	(1 Portion)	10g Fett
Apfelkuchen	(1 Stück)	14g Fett
King Sundae	(1 Portion)	5g Fett
King Sundae Schokolade	(1 Portion)	5g Fett
King Sundae Erdbeere	(1 Portion)	5g Fett

Süßes

SCHOKOLADE UND SCHOKO-LECKEREIEN

Schokolade	(1 Tafel)	31g Fett
Nuss-Schokolade	(1 Tafel)	37g Fett
Milka-Sahnecreme	(1 Tafel)	45g Fett
After eight	(1 Stück)	1g Fett
Choco Crossie	(1 Stück)	1g Fett
Diät-Schokolade Mocca-Sahne	(1 Tafel)	40g Fett
Duplo	(1 Stück)	6g Fett
Hanuta	(1 Stück)	7g Fett
M & M's	(100g)	20g Fett
Mohrenkopf	(1 Stück)	3g Fett
Rocher Praline	(1 Stück)	5g Fett
Schoko-Bon	(1 Stück)	2g Fett
Twix	(1 Stück)	7g Fett
Yes Torty	(1 Stück)	10g Fett

RIEGEL

Bounty	(1 Stück)	8g Fett
Happy Hippo Snack	(1 Stück)	10g Fett
Kinder Country	(1 Stück)	8g Fett

Kinder Penguí	(1 Stück)	9g Fett
Kinderschokolade	(1 Riegel)	4g Fett
Kitkat	(1 Stück)	12g Fett
Kitkat Mini	(1 Stück)	4g Fett
Lila Pause	(1 Stück)	12g Fett
Lion	(1 Stück)	10g Fett
Lion Mini	(1 Stück)	3g Fett
Mars	(1 Stück)	11g Fett
Milka Nussini	(1 Stück)	14g Fett
Nuts	(1 Stück)	11g Fett
Milky Way	(1 Stück)	5g Fett
Snickers	(1 Stück)	17g Fett
Toblerone Mini	1 Stück)	4g Fett

PLÄTZCHEN, GEBÄCK UND KUCHEN VON IHREM BÄCKER/KONDITOR

Aachener Printen	(1 Stück)	4g Fett
Amerikaner	(150g)	12g Fett
Anisplätzchen	(1 Stück)	0g Fett
Apfelkuchen aus Hefeteig	(150g)	3,3g Fett
Apfelkuchen aus Mürbeteig	(1 Stück)	7,5g Fett
Apfelkuchen aus Rührteig	(1 Stück)	9,2g Fett
Apfelstrudel	(1 Stück)	9g Fett
Apfeltasche aus Blätterteig	(150g)	9g Fett
Baiserplätzchen	(1 Stück)	0g Fett
Berliner	(60g)	8g Fett
Bethmännchen	(1 Stück)	5g Fett
Bienenstich	(150g)	28g Fett
Biskuitrolle	(1 Stück)	16g Fett
Biskuit-Tortenboden	(100g)	5g Fett
Blätterteigstückchen	(70g)	13g Fett

Buttergebäck	(10g)	2g Fett
Butterkeks	(1 Stück)	1g Fett
Butterkuchen	(1 Stück)	17,2g Fett
Croissant mit Schokolade	(1 Stück)	26,4g Fett
Dampfnudel	(1 Stück)	10g Fett
Milch Butterkeks (De Beukelaer)	(1 Stück)	11g Fett
Dominostein	(12g)	2g Fett
Donauwelle	(1 Stück)	21,5g Fett
Donut	(1 Stück)	9g Fett
Dresdner Stollen	(150g)	30g Fett
Elisenlebkuchen	(40g)	5g Fett
Erdbeer-Sahne	(1 Stück)	11,3g Fett
Früchtebrot	(50g)	3g Fett
Gewürzkuchen	(1 Stück)	16g Fett
Hefe-Teilchen mit Zuckerguss	(1 Stück)	7g Fett
Hefezopf	(150g)	4g Fett
Honigkuchen	(70g)	3g Fett
Käse-Kuchen	(1 Stück)	6,8g Fett
Käse-Sahne	(1 Stück)	11,5g Fett
Laugenbrezel	(1 Stück)	1,8g Fett
Laugenbrötchen	(1 Stück)	1,8g Fett
Löffelbiskuit	(5g)	0g Fett
Makrone	(1 Stück)	2g Fett
Marmorkuchen	(1 Stück)	12g Fett
Marzipanstollen	(150g)	26g Fett
Mohnstollen	(150g)	23g Fett
Mohn-Teilchen	(1 Stück)	14g Fett
Nussecke	(150g)	42g Fett
Nusskuchen aus Rührteig	(120g)	30g Fett
Nussplätzchen	(1 Stück)	3g Fett

Nussschnecke	(1 Stück)	17g Fett
Nürnberger Lebkuchen	(1 Stück)	5g Fett
Obstkuchen	(1 Stück)	9,2g Fett
Pfefferkuchenplätzchen	(1 Stück)	0g Fett
Pflaumenkuchen	(1 Stück)	3,8g Fett
Plunder	(1 Stück)	20g Fett
Quarkstollen	(150g)	19g Fett
Rosinenbrötchen	(1 Stück)	2g Fett
Rosinenschnecke	(150g)	8g Fett
Sandkuchen	(1 Stück)	19,5g Fett
Schoko-Sahne	(1 Stück)	20g Fett
Schwarzwälder Torte	(140g)	29g Fett
Schweinsöhrchen	(50g)	15g Fett
Spekulatius	(1 Stück)	2g Fett
Springerle	(1 Stück)	0g Fett
Spritzgebäck	(1 Stück)	3g Fett
Stollen	(1 Stück)	20g Fett
Streuselkuchen	(1 Stück)	14,5g Fett
Vanillekipferl	(1 Stück)	3g Fett
Waffeln	(1 Stück)	29g Fett
Wiener Hörnchen	(1 Stück)	10g Fett
Zimtstern	(1 Stück)	2g Fett

SONSTIGES SÜSSES

Bonbons		0g Fett
Gummibärchen		0g Fett
Lakritzschnecken		0g Fett

SALZIGES

Erdnüsse		
geröstet und gesalzen	(100g)	51g Fett
Erdnussflips	(25g)	9g Fett

Kartoffelchips	(25g)	8g Fett
Kräcker	(5g)	< 1g Fett
Macadamia-Nüsse	(100g)	72g Fett
Kartoffelchips		
Mc Cain Western	(100g)	5,5g Fett
Salzstangen		0g Fett
TUC Cracker Classic	(1 Stück)	1g Fett

	ABNEHMPHASE (BIS ZU 30)		HALTEPHASE (BIS ZU 60)		ZUNEHMGEFAHR (ÜBER 60)	
MO	☺☺☺☺☺☺☺☺☺☺	10	☺☺☺☺☺☺☺☺☺☺	40	☹☹☹☹☹☹☹☹☹☹	70
	☺☺☺☺☺☺☺☺☺☺	20	☺☺☺☺☺☺☺☺☺☺	50	☹☹☹☹☹☹☹☹☹☹	80
	☺☺☺☺☺☺☺☺☺☺	30	☺☺☺☺☺☺☺☺☺☺	60	☹☹☹☹☹☹☹☹☹☹	90
DI	☺☺☺☺☺☺☺☺☺☺	10	☺☺☺☺☺☺☺☺☺☺	40	☹☹☹☹☹☹☹☹☹☹	70
	☺☺☺☺☺☺☺☺☺☺	20	☺☺☺☺☺☺☺☺☺☺	50	☹☹☹☹☹☹☹☹☹☹	80
	☺☺☺☺☺☺☺☺☺☺	30	☺☺☺☺☺☺☺☺☺☺	60	☹☹☹☹☹☹☹☹☹☹	90
MI	☺☺☺☺☺☺☺☺☺☺	10	☺☺☺☺☺☺☺☺☺☺	40	☹☹☹☹☹☹☹☹☹☹	70
	☺☺☺☺☺☺☺☺☺☺	20	☺☺☺☺☺☺☺☺☺☺	50	☹☹☹☹☹☹☹☹☹☹	80
	☺☺☺☺☺☺☺☺☺☺	30	☺☺☺☺☺☺☺☺☺☺	60	☹☹☹☹☹☹☹☹☹☹	90
DO	☺☺☺☺☺☺☺☺☺☺	10	☺☺☺☺☺☺☺☺☺☺	40	☹☹☹☹☹☹☹☹☹☹	70
	☺☺☺☺☺☺☺☺☺☺	20	☺☺☺☺☺☺☺☺☺☺	50	☹☹☹☹☹☹☹☹☹☹	80
	☺☺☺☺☺☺☺☺☺☺	30	☺☺☺☺☺☺☺☺☺☺	60	☹☹☹☹☹☹☹☹☹☹	90
FR	☺☺☺☺☺☺☺☺☺☺	10	☺☺☺☺☺☺☺☺☺☺	40	☹☹☹☹☹☹☹☹☹☹	70
	☺☺☺☺☺☺☺☺☺☺	20	☺☺☺☺☺☺☺☺☺☺	50	☹☹☹☹☹☹☹☹☹☹	80
	☺☺☺☺☺☺☺☺☺☺	30	☺☺☺☺☺☺☺☺☺☺	60	☹☹☹☹☹☹☹☹☹☹	90
SA	☺☺☺☺☺☺☺☺☺☺	10	☺☺☺☺☺☺☺☺☺☺	40	☹☹☹☹☹☹☹☹☹☹	70
	☺☺☺☺☺☺☺☺☺☺	20	☺☺☺☺☺☺☺☺☺☺	50	☹☹☹☹☹☹☹☹☹☹	80
	☺☺☺☺☺☺☺☺☺☺	30	☺☺☺☺☺☺☺☺☺☺	60	☹☹☹☹☹☹☹☹☹☹	90
SO	☺☺☺☺☺☺☺☺☺☺	10	☺☺☺☺☺☺☺☺☺☺	40	☹☹☹☹☹☹☹☹☹☹	70
	☺☺☺☺☺☺☺☺☺☺	20	☺☺☺☺☺☺☺☺☺☺	50	☹☹☹☹☹☹☹☹☹☹	80
	☺☺☺☺☺☺☺☺☺☺	30	☺☺☺☺☺☺☺☺☺☺	60	☹☹☹☹☹☹☹☹☹☹	90

	ABNEHMPHASE (BIS ZU 30)		HALTEPHASE (BIS ZU 60)		ZUNEHMGEFAHR (ÜBER 60)	
MO	☺☺☺☺☺☺☺☺☺☺	10	☺☺☺☺☺☺☺☺☺☺	40	☹☹☹☹☹☹☹☹☹☹	70
	☺☺☺☺☺☺☺☺☺☺	20	☺☺☺☺☺☺☺☺☺☺	50	☹☹☹☹☹☹☹☹☹☹	80
	☺☺☺☺☺☺☺☺☺☺	30	☺☺☺☺☺☺☺☺☺☺	60	☹☹☹☹☹☹☹☹☹☹	90
DI	☺☺☺☺☺☺☺☺☺☺	10	☺☺☺☺☺☺☺☺☺☺	40	☹☹☹☹☹☹☹☹☹☹	70
	☺☺☺☺☺☺☺☺☺☺	20	☺☺☺☺☺☺☺☺☺☺	50	☹☹☹☹☹☹☹☹☹☹	80
	☺☺☺☺☺☺☺☺☺☺	30	☺☺☺☺☺☺☺☺☺☺	60	☹☹☹☹☹☹☹☹☹☹	90
MI	☺☺☺☺☺☺☺☺☺☺	10	☺☺☺☺☺☺☺☺☺☺	40	☹☹☹☹☹☹☹☹☹☹	70
	☺☺☺☺☺☺☺☺☺☺	20	☺☺☺☺☺☺☺☺☺☺	50	☹☹☹☹☹☹☹☹☹☹	80
	☺☺☺☺☺☺☺☺☺☺	30	☺☺☺☺☺☺☺☺☺☺	60	☹☹☹☹☹☹☹☹☹☹	90
DO	☺☺☺☺☺☺☺☺☺☺	10	☺☺☺☺☺☺☺☺☺☺	40	☹☹☹☹☹☹☹☹☹☹	70
	☺☺☺☺☺☺☺☺☺☺	20	☺☺☺☺☺☺☺☺☺☺	50	☹☹☹☹☹☹☹☹☹☹	80
	☺☺☺☺☺☺☺☺☺☺	30	☺☺☺☺☺☺☺☺☺☺	60	☹☹☹☹☹☹☹☹☹☹	90
FR	☺☺☺☺☺☺☺☺☺☺	10	☺☺☺☺☺☺☺☺☺☺	40	☹☹☹☹☹☹☹☹☹☹	70
	☺☺☺☺☺☺☺☺☺☺	20	☺☺☺☺☺☺☺☺☺☺	50	☹☹☹☹☹☹☹☹☹☹	80
	☺☺☺☺☺☺☺☺☺☺	30	☺☺☺☺☺☺☺☺☺☺	60	☹☹☹☹☹☹☹☹☹☹	90
SA	☺☺☺☺☺☺☺☺☺☺	10	☺☺☺☺☺☺☺☺☺☺	40	☹☹☹☹☹☹☹☹☹☹	70
	☺☺☺☺☺☺☺☺☺☺	20	☺☺☺☺☺☺☺☺☺☺	50	☹☹☹☹☹☹☹☹☹☹	80
	☺☺☺☺☺☺☺☺☺☺	30	☺☺☺☺☺☺☺☺☺☺	60	☹☹☹☹☹☹☹☹☹☹	90
SO	☺☺☺☺☺☺☺☺☺☺	10	☺☺☺☺☺☺☺☺☺☺	40	☹☹☹☹☹☹☹☹☹☹	70
	☺☺☺☺☺☺☺☺☺☺	20	☺☺☺☺☺☺☺☺☺☺	50	☹☹☹☹☹☹☹☹☹☹	80
	☺☺☺☺☺☺☺☺☺☺	30	☺☺☺☺☺☺☺☺☺☺	60	☹☹☹☹☹☹☹☹☹☹	90

	ABNEHMPHASE (BIS ZU 30)		HALTEPHASE (BIS ZU 60)		ZUNEHMGEFAHR (ÜBER 60)	
MO	☺☺☺☺☺☺☺☺☺☺	10	☺☺☺☺☺☺☺☺☺☺	40	☹☹☹☹☹☹☹☹☹☹	70
	☺☺☺☺☺☺☺☺☺☺	20	☺☺☺☺☺☺☺☺☺☺	50	☹☹☹☹☹☹☹☹☹☹	80
	☺☺☺☺☺☺☺☺☺☺	30	☺☺☺☺☺☺☺☺☺☺	60	☹☹☹☹☹☹☹☹☹☹	90
DI	☺☺☺☺☺☺☺☺☺☺	10	☺☺☺☺☺☺☺☺☺☺	40	☹☹☹☹☹☹☹☹☹☹	70
	☺☺☺☺☺☺☺☺☺☺	20	☺☺☺☺☺☺☺☺☺☺	50	☹☹☹☹☹☹☹☹☹☹	80
	☺☺☺☺☺☺☺☺☺☺	30	☺☺☺☺☺☺☺☺☺☺	60	☹☹☹☹☹☹☹☹☹☹	90
MI	☺☺☺☺☺☺☺☺☺☺	10	☺☺☺☺☺☺☺☺☺☺	40	☹☹☹☹☹☹☹☹☹☹	70
	☺☺☺☺☺☺☺☺☺☺	20	☺☺☺☺☺☺☺☺☺☺	50	☹☹☹☹☹☹☹☹☹☹	80
	☺☺☺☺☺☺☺☺☺☺	30	☺☺☺☺☺☺☺☺☺☺	60	☹☹☹☹☹☹☹☹☹☹	90
DO	☺☺☺☺☺☺☺☺☺☺	10	☺☺☺☺☺☺☺☺☺☺	40	☹☹☹☹☹☹☹☹☹☹	70
	☺☺☺☺☺☺☺☺☺☺	20	☺☺☺☺☺☺☺☺☺☺	50	☹☹☹☹☹☹☹☹☹☹	80
	☺☺☺☺☺☺☺☺☺☺	30	☺☺☺☺☺☺☺☺☺☺	60	☹☹☹☹☹☹☹☹☹☹	90
FR	☺☺☺☺☺☺☺☺☺☺	10	☺☺☺☺☺☺☺☺☺☺	40	☹☹☹☹☹☹☹☹☹☹	70
	☺☺☺☺☺☺☺☺☺☺	20	☺☺☺☺☺☺☺☺☺☺	50	☹☹☹☹☹☹☹☹☹☹	80
	☺☺☺☺☺☺☺☺☺☺	30	☺☺☺☺☺☺☺☺☺☺	60	☹☹☹☹☹☹☹☹☹☹	90
SA	☺☺☺☺☺☺☺☺☺☺	10	☺☺☺☺☺☺☺☺☺☺	40	☹☹☹☹☹☹☹☹☹☹	70
	☺☺☺☺☺☺☺☺☺☺	20	☺☺☺☺☺☺☺☺☺☺	50	☹☹☹☹☹☹☹☹☹☹	80
	☺☺☺☺☺☺☺☺☺☺	30	☺☺☺☺☺☺☺☺☺☺	60	☹☹☹☹☹☹☹☹☹☹	90
SO	☺☺☺☺☺☺☺☺☺☺	10	☺☺☺☺☺☺☺☺☺☺	40	☹☹☹☹☹☹☹☹☹☹	70
	☺☺☺☺☺☺☺☺☺☺	20	☺☺☺☺☺☺☺☺☺☺	50	☹☹☹☹☹☹☹☹☹☹	80
	☺☺☺☺☺☺☺☺☺☺	30	☺☺☺☺☺☺☺☺☺☺	60	☹☹☹☹☹☹☹☹☹☹	90

	ABNEHMPHASE (BIS ZU 30)	HALTEPHASE (BIS ZU 60)	ZUNEHMGEFAHR (ÜBER 60)
MO	10 20 30	40 50 60	70 80 90
DI	10 20 30	40 50 60	70 80 90
MI	10 20 30	40 50 60	70 80 90
DO	10 20 30	40 50 60	70 80 90
FR	10 20 30	40 50 60	70 80 90
SA	10 20 30	40 50 60	70 80 90
SO	10 20 30	40 50 60	70 80 90

	ABNEHMPHASE (BIS ZU 30)		HALTEPHASE (BIS ZU 60)		ZUNEHMGEFAHR (ÜBER 60)	
MO	☺☺☺☺☺☺☺☺☺☺	10	☺☺☺☺☺☺☺☺☺☺	40	☹☹☹☹☹☹☹☹☹☹	70
	☺☺☺☺☺☺☺☺☺☺	20	☺☺☺☺☺☺☺☺☺☺	50	☹☹☹☹☹☹☹☹☹☹	80
	☺☺☺☺☺☺☺☺☺☺	30	☺☺☺☺☺☺☺☺☺☺	60	☹☹☹☹☹☹☹☹☹☹	90
DI	☺☺☺☺☺☺☺☺☺☺	10	☺☺☺☺☺☺☺☺☺☺	40	☹☹☹☹☹☹☹☹☹☹	70
	☺☺☺☺☺☺☺☺☺☺	20	☺☺☺☺☺☺☺☺☺☺	50	☹☹☹☹☹☹☹☹☹☹	80
	☺☺☺☺☺☺☺☺☺☺	30	☺☺☺☺☺☺☺☺☺☺	60	☹☹☹☹☹☹☹☹☹☹	90
MI	☺☺☺☺☺☺☺☺☺☺	10	☺☺☺☺☺☺☺☺☺☺	40	☹☹☹☹☹☹☹☹☹☹	70
	☺☺☺☺☺☺☺☺☺☺	20	☺☺☺☺☺☺☺☺☺☺	50	☹☹☹☹☹☹☹☹☹☹	80
	☺☺☺☺☺☺☺☺☺☺	30	☺☺☺☺☺☺☺☺☺☺	60	☹☹☹☹☹☹☹☹☹☹	90
DO	☺☺☺☺☺☺☺☺☺☺	10	☺☺☺☺☺☺☺☺☺☺	40	☹☹☹☹☹☹☹☹☹☹	70
	☺☺☺☺☺☺☺☺☺☺	20	☺☺☺☺☺☺☺☺☺☺	50	☹☹☹☹☹☹☹☹☹☹	80
	☺☺☺☺☺☺☺☺☺☺	30	☺☺☺☺☺☺☺☺☺☺	60	☹☹☹☹☹☹☹☹☹☹	90
FR	☺☺☺☺☺☺☺☺☺☺	10	☺☺☺☺☺☺☺☺☺☺	40	☹☹☹☹☹☹☹☹☹☹	70
	☺☺☺☺☺☺☺☺☺☺	20	☺☺☺☺☺☺☺☺☺☺	50	☹☹☹☹☹☹☹☹☹☹	80
	☺☺☺☺☺☺☺☺☺☺	30	☺☺☺☺☺☺☺☺☺☺	60	☹☹☹☹☹☹☹☹☹☹	90
SA	☺☺☺☺☺☺☺☺☺☺	10	☺☺☺☺☺☺☺☺☺☺	40	☹☹☹☹☹☹☹☹☹☹	70
	☺☺☺☺☺☺☺☺☺☺	20	☺☺☺☺☺☺☺☺☺☺	50	☹☹☹☹☹☹☹☹☹☹	80
	☺☺☺☺☺☺☺☺☺☺	30	☺☺☺☺☺☺☺☺☺☺	60	☹☹☹☹☹☹☹☹☹☹	90
SO	☺☺☺☺☺☺☺☺☺☺	10	☺☺☺☺☺☺☺☺☺☺	40	☹☹☹☹☹☹☹☹☹☹	70
	☺☺☺☺☺☺☺☺☺☺	20	☺☺☺☺☺☺☺☺☺☺	50	☹☹☹☹☹☹☹☹☹☹	80
	☺☺☺☺☺☺☺☺☺☺	30	☺☺☺☺☺☺☺☺☺☺	60	☹☹☹☹☹☹☹☹☹☹	90

	ABNEHMPHASE (BIS ZU 30)	HALTEPHASE (BIS ZU 60)	ZUNEHMGEFAHR (ÜBER 60)
MO	10	40	70
	20	50	80
	30	60	90
DI	10	40	70
	20	50	80
	30	60	90
MI	10	40	70
	20	50	80
	30	60	90
DO	10	40	70
	20	50	80
	30	60	90
FR	10	40	70
	20	50	80
	30	60	90
SA	10	40	70
	20	50	80
	30	60	90
SO	10	40	70
	20	50	80
	30	60	90

	ABNEHMPHASE (BIS ZU 30)	HALTEPHASE (BIS ZU 60)	ZUNEHMGEFAHR (ÜBER 60)
MO	10	40	70
	20	50	80
	30	60	90
DI	10	40	70
	20	50	80
	30	60	90
MI	10	40	70
	20	50	80
	30	60	90
DO	10	40	70
	20	50	80
	30	60	90
FR	10	40	70
	20	50	80
	30	60	90
SA	10	40	70
	20	50	80
	30	60	90
SO	10	40	70
	20	50	80
	30	60	90

	ABNEHMPHASE (BIS ZU 30)	HALTEPHASE (BIS ZU 60)	ZUNEHMGEFAHR (ÜBER 60)
MO	10	40	70
	20	50	80
	30	60	90
DI	10	40	70
	20	50	80
	30	60	90
MI	10	40	70
	20	50	80
	30	60	90
DO	10	40	70
	20	50	80
	30	60	90
FR	10	40	70
	20	50	80
	30	60	90
SA	10	40	70
	20	50	80
	30	60	90
SO	10	40	70
	20	50	80
	30	60	90

	ABNEHMPHASE (BIS ZU 30)		HALTEPHASE (BIS ZU 60)		ZUNEHMGEFAHR (ÜBER 60)	
MO	☺☺☺☺☺☺☺☺☺☺	10	☺☺☺☺☺☺☺☺☺☺	40	☹☹☹☹☹☹☹☹☹☹	70
	☺☺☺☺☺☺☺☺☺☺	20	☺☺☺☺☺☺☺☺☺☺	50	☹☹☹☹☹☹☹☹☹☹	80
	☺☺☺☺☺☺☺☺☺☺	30	☺☺☺☺☺☺☺☺☺☺	60	☹☹☹☹☹☹☹☹☹☹	90
DI	☺☺☺☺☺☺☺☺☺☺	10	☺☺☺☺☺☺☺☺☺☺	40	☹☹☹☹☹☹☹☹☹☹	70
	☺☺☺☺☺☺☺☺☺☺	20	☺☺☺☺☺☺☺☺☺☺	50	☹☹☹☹☹☹☹☹☹☹	80
	☺☺☺☺☺☺☺☺☺☺	30	☺☺☺☺☺☺☺☺☺☺	60	☹☹☹☹☹☹☹☹☹☹	90
MI	☺☺☺☺☺☺☺☺☺☺	10	☺☺☺☺☺☺☺☺☺☺	40	☹☹☹☹☹☹☹☹☹☹	70
	☺☺☺☺☺☺☺☺☺☺	20	☺☺☺☺☺☺☺☺☺☺	50	☹☹☹☹☹☹☹☹☹☹	80
	☺☺☺☺☺☺☺☺☺☺	30	☺☺☺☺☺☺☺☺☺☺	60	☹☹☹☹☹☹☹☹☹☹	90
DO	☺☺☺☺☺☺☺☺☺☺	10	☺☺☺☺☺☺☺☺☺☺	40	☹☹☹☹☹☹☹☹☹☹	70
	☺☺☺☺☺☺☺☺☺☺	20	☺☺☺☺☺☺☺☺☺☺	50	☹☹☹☹☹☹☹☹☹☹	80
	☺☺☺☺☺☺☺☺☺☺	30	☺☺☺☺☺☺☺☺☺☺	60	☹☹☹☹☹☹☹☹☹☹	90
FR	☺☺☺☺☺☺☺☺☺☺	10	☺☺☺☺☺☺☺☺☺☺	40	☹☹☹☹☹☹☹☹☹☹	70
	☺☺☺☺☺☺☺☺☺☺	20	☺☺☺☺☺☺☺☺☺☺	50	☹☹☹☹☹☹☹☹☹☹	80
	☺☺☺☺☺☺☺☺☺☺	30	☺☺☺☺☺☺☺☺☺☺	60	☹☹☹☹☹☹☹☹☹☹	90
SA	☺☺☺☺☺☺☺☺☺☺	10	☺☺☺☺☺☺☺☺☺☺	40	☹☹☹☹☹☹☹☹☹☹	70
	☺☺☺☺☺☺☺☺☺☺	20	☺☺☺☺☺☺☺☺☺☺	50	☹☹☹☹☹☹☹☹☹☹	80
	☺☺☺☺☺☺☺☺☺☺	30	☺☺☺☺☺☺☺☺☺☺	60	☹☹☹☹☹☹☹☹☹☹	90
SO	☺☺☺☺☺☺☺☺☺☺	10	☺☺☺☺☺☺☺☺☺☺	40	☹☹☹☹☹☹☹☹☹☹	70
	☺☺☺☺☺☺☺☺☺☺	20	☺☺☺☺☺☺☺☺☺☺	50	☹☹☹☹☹☹☹☹☹☹	80
	☺☺☺☺☺☺☺☺☺☺	30	☺☺☺☺☺☺☺☺☺☺	60	☹☹☹☹☹☹☹☹☹☹	90